Pulsologia

A ARTE DO DIAGNÓSTICO NA MEDICINA ORIENTAL

EDITORA GROUND
livros para uma nova consciência

Celso Yamamoto

Pulsologia

A ARTE DO DIAGNÓSTICO NA MEDICINA ORIENTAL

3ª edição

EDITORA GROUND

Revisão: Márcia Noboa Leme
Maria Antonieta de Deus
Ilustrações de miolo: Celso Yamamoto
Editoração: Hilda Gushiken
Capa: Niky Venâncio

Dados Internacionais de Catalogação na Publicação (CIP)
(Câmara Brasileira do Livro, SP, Brasil)

Yamamoto, Celso
Pulsologia : arte e ciência do diagnóstico na medicina oriental / Celso Yamamoto. - São Paulo : Ground, 1998.

Bibliografia.
ISBN: 85-7187-137-X

1. Diagnóstico. 2. Medicina oriental. 3. Pulso - Meditação I. Título.

98-3590 CDD: 616.075
NLM-WB 282

Índices para catálogo sistemático:
1. Pulsologia : Método diagnóstico : Medicina oriental
616.075

Vendas e distribuição:
Editora Aquariana Ltda.
Rua Hélade, 125 G – Jd. Brasil
04634-000 São Paulo – SP
Tels.: (11) 5031-1500 / (11) 3571-4655
vendas@aquariana.com.br | www.ground.com.br

Índice

Introdução, 9
    A saúde na medicina oriental, 11
    O taoísmo, 13
    Dois hemisférios, 18
Princípios da medicina oriental, 22
    Os Cinco Elementos e os Zang-Fu, 22
    Ciclo de Criação, 26
    Ciclo de Dominação, 26
    Regra Mãe-Filha-Neta, 27
    Os Cinco Elementos na Natureza, 29
    Os Cinco Elementos no Homem, 30
Aspectos históricos, 35
O corpo energético, 41
    Três aquecedores, 44
Métodos de diagnóstico, 49
    Inspeção, 50
    Interrogatório, 53
    Toque ou palpação, 55
    Outros métodos de diagnóstico, 56
Visão ocidental, 58
A tomada do pulso, 61
    Localizando os pontos de estudo, 64

Distância entre os dedos, 66
Pressão do toque, 66
Duração do exame, 67
Posição do paciente, 68
Recomendações úteis, 69

Relação com os Zang-Fu, 71
Nos três aquecedores, 72
Pulsos superficiais e profundos, 73
Pela medicina ayurvédica, 74
Técnica tibetana, 75
Pulsologia constitucional, 76
Através dos Cinco Elementos, 77

Mão Yin e Mão Yang, 79
Os Cinco Elementos na Pulsologia, 83
Ki Gong – O estudo das energias vitais na Pulsologia, 90
O pulso normal e suas variações, 93
Classificação dos pulsos, 97
Pulsos básicos, 102
Seqüência primordial ou do Céu Anterior, 103
Seqüência do Céu Posterior, 104

Análise dos pulsos básicos, 108
Pulso superficial, 108
Pulso profundo, 112
Pulso forte, 113
Pulso fraco, 114
Pulso rápido, 115
Pulso lento, 117
Pulso regular, 117
Pulso irregular, 118

Variações básicas, 119
Pulso longo, 119
Pulso curto, 121
Pulso liso, 122
Pulso rugoso, 124
Pulso cheio, 125

Pulso vazio, 127
Pulso oco, 128
Pulso amplo, 130
Pulso fino, 131
Pulso tenso, 133
Pulso em corda, 134
Pulso mole, 136
Pulso disperso, 137
Pulso em talo de cebolinha, 138
Pulso em gancho, 139
Pulso acelerado, 141
Pulso sólido, 142
Pulso intermitente, 144
Pulso alternado, 146
Pulso atado, 147
Casos clínicos, 149
Correlação pulsos e Zang-Fu, 164
Sinais de agravamento ou melhora, 171
Cinco proibições à prática da acupuntura pelos pulsos, 176
Epílogo, 178
Bibliografia, 182

Introdução

"...devem-se apoiar os dedos levemente sobre o vaso arterial, como faz um pássaro que repousa sobre um galho fino e frágil..."

Muitos profissionais da área de saúde vêm demonstrando um interesse cada vez maior pelo estudo das ciências terapêuticas da medicina oriental, dentre as quais a que mais tem se destacado é a acupuntura.

Contudo, aqueles que se interessam pelo estudo do método de diagnóstico oriental por meio da Pulsologia ainda enfrentam obstáculos que lhes dificulta um pleno aprendizado.

Existem aqueles que, por não compreenderem adequadamente os princípios básicos desse meio de diagnóstico, deixam-se levar por uma maneira mais "simplificada" de avaliar os pulsos, classificando-os apenas como de batimentos mais fortes ou mais fracos. Os batimentos mais fortes indicariam um excesso de energia vital, e os mais fracos, por sua vez, um esgotamento dessa mesma energia. De uma forma lógica, porém completamente equivocada, o excesso energético é sedado, ao passo que a escassez de energia é simplesmente tonificada. Mas se sedamos um órgão de sua energia, para onde essa energia vai? O que pode ocorrer se ela for para um outro órgão que também esteja apresentando excesso de energia? Será que devemos adotar esse procedimento, apenas por não compreendermos os preceitos contidos nessa prática? Será que devemos deixar de lado toda uma arte que os chineses desenvolveram ao longo de milhares de anos, apenas por ser aparentemente de difícil compreensão?

Para os profissionais que estão iniciando o estudo da medicina oriental, esse poderá ser um caminho árduo e tortuoso; ou brando e repleto de novidades desde o início. Os conceitos desenvolvidos durante o aprendizado são de complexa assimilação, especialmente para os profissionais da medicina ocidental, por se tratarem de termos e idéias abstratos e muitas vezes cercados pela aura da subjetividade. Para aqueles que vivem e dependem de um mundo firmado em conhecimentos comprováveis cientificamente antes de serem aceitos como verdade, muito do que será aqui apresentado pode provocar um choque ideológico. Infelizmente, esse é um problema que não envolve apenas o estudo do método diagnóstico da Pulsologia.

Podemos encontrar esse preconceito com relação à própria acupuntura assim como a outras terapias não-convencionais que têm se disseminado no mundo inteiro, e que são fruto de um conhecimento milenar oriundo das mais diversas partes do mundo. Sabemos hoje que sobrevivem dentro de nossos espíritos universais, por possuírem semelhanças que ultrapassam as meras coincidências. Existe muito pouca literatura a respeito da Pulsologia, uma vez que se trata de uma tradição que em geral era passada de mestre para aluno oralmente, por ser uma arte que desenvolvia a capacidade de se perceber as sutis energias que transitam entre os meridianos e os pontos de energia da acupuntura.

Uma cultura do Oriente elaborou uma maneira singular de interpretar e analisar o conceito de saúde e doença e as formas de se tratar as enfermidades do corpo. Com ela surgiu também uma das artes de cura médica mais diferenciadas que podemos encontrar, e que pode ser considerada um exemplo clássico de diferenciação no estudo da Pulsologia. Os antigos chineses descreveram aproximadamente 28 tipos de pulsos diferentes que podem informar sobre o estado das energias vitais de um corpo e, conseqüentemente, sobre sua condição de saúde. Mas não apenas isto, por meio dos pulsos poderiam ser obtidos sinais do estado de saúde geral anterior do paciente, quais os seus pontos imunológicos vulneráveis, suas fragilidades físicas e psíquicas, seus pontos fortes, como adoece e como se cura. Os pulsos podem informar nosso estado geral quando estamos doentes, bem como nossas chances de cura, o prognóstico para um tratamento e se o tratamento que está sendo efetuado está surtindo o efeito desejado. Contudo, para que se compreenda o diagnóstico por meio do exame das pulsações, é necessário conhecer primeiro um pouco a cultura do povo que elaborou essa maneira singular de estudar o funcionamento do corpo humano e as formas de preservar sua saúde.

A saúde na medicina oriental

O conceito oriental de saúde e bem-estar nunca é considerado de maneira limitada. Trata-se de um conceito extremamente abrangente que leva em consideração não apenas o estado físico, mas também o mental e o espiritual. Ao analisar um paciente, o médico oriental procura obter o maior número possível de informações sobre o doente. Aos olhos do terapeuta oriental, o que importa é o estado de seu paciente enquanto pessoa, e não sua doença. Dentre os pormenores que o médico que segue a linha terapêutica oriental procura obter sobre o paciente figuram não apenas detalhes da saúde física, mas também como ele vive, mora, veste-se e outras informações aparentemente sem qualquer relação com a situação que levou o paciente a procurar o tratamento. Entretanto, como uma colcha de retalhos, cujos detalhes você não consegue distinguir até que se afaste e a veja por inteiro, o estudo completo das queixas dos pacientes poderá ser de enorme importância durante o seu tratamento. É interessante salientar que para o médico oriental, o que importava era a manutenção do estado de sanidade de cada pessoa aos seus cuidados. Na China antiga, os práticos eram remunerados somente enquanto as pessoas sob seus cuidados estivessem saudáveis. Caso alguma delas adoecesse, ele nada recebia até que a saúde dessa pessoa fosse recuperada.

Assim, antes que no Ocidente se divulgassem conceitos como "medicina preventiva" ou "medicina holística", os chineses antigos e outros povos que seguiam métodos de tratamento semelhantes aos desse povo já conheciam e trabalhavam de acordo com a noção de que a prevenção é a melhor das terapias. E é de acordo com esse conceito que a Pulsologia encontra seu destaque, já que, como método diagnóstico, quando bem aplicada pode proporcionar um parecer do estado de um indivíduo numa determinada situação. Isto é, por meio do exame dos pulsos de uma pessoa, é possível determinar qual órgão aparenta um início de alteração orgânica que poderá se agravar levando o indivíduo a adoecer.

Ciente dessa possibilidade, o médico que o avalia pode produzir um reforço nas suas energias, para prevenir a doença antes mesmo que ela possa se instalar. Com outras terapias não-convencionais como homeopatia, *shiatsu,* fitoterapia, aromaterapia, etc., a medicina oriental vem chamando a atenção de toda a comunidade médica, que nela encontra soluções para o tratamento de patologias para as quais não se obtém resultados satisfatórios dentro da medicina tradicional alopática. Falta contudo uma compreensão maior dos mecanismos por meio dos quais a medicina oriental atua na manutenção ou correção dos estados de saúde. Com certeza, os anos que se seguem trarão muitas surpresas positivas, uma vez que as terapias alternativas vêm sendo cada vez mais objeto de sérios estudos em todo o mundo na busca do esclarecimento e compreensão dessas ciências.

O desenvolvimento da medicina no Ocidente sempre favoreceu o estudo da doença, e não do doente. Tanto é que atualmente conhecemos muito sobre os mecanismos de ação das doenças; como elas penetram e atuam no organismo; qual o seu tempo de incubação; quais os órgãos que são atingidos e como são afetados. Os meios de diagnóstico se desenvolveram em um ritmo fantástico. Contudo, não sabemos muito sobre como evitar ou curar muitas das doenças que conhecemos. Muitos também são os médicos que hoje não são capazes de fazer um diagnóstico adequado sem recorrer a exames complementares como radiografias, tomografias, sorologias e outros exames, que, conforme sua própria definição, deveriam complementar um diagnóstico do profissional que os requisitou. Com isso, os custos de uma avaliação médica tornam-se cada vez maiores e distantes de uma expressiva parcela da população que se ressente de profissionais capazes de lhes dar mais atenção do que solicitações de exames ou prescrições de medicamentos que aliviam os sintomas das enfermidades. A medicina ocidental privilegia os recursos tecnológicos em detrimento da perspicácia humana.

Diante disso ressalto a importância do estudo da Pulsologia para os que dela se servem como meio de avaliação diagnóstica. Não se deve considerar tal prática apenas como uma fábula empregada pelos orientais que não possuíam outros meios de diagnosticar uma doença. Assim estaremos reagindo da mesma forma como se reagiu à acupuntura, que era descartada como uma prática científica séria pelos meios médicos apenas por não ser compreendida, mas que atualmente já goza de reputação, com muitos de seus mecanismos de ação sendo conhecidos e comprovados. Se a Pulsologia não é muito empregada, é porque ainda está envolvida por uma atmosfera de confusão e até da mesma discriminação que antes tolhia o reconhecimento da acupuntura.

O TAOÍSMO

Percebe-se na cultura oriental uma grande influência de aspectos religiosos sobre os mais variados segmentos do pensamento e do modo de vida dos povos. Desde a culinária e astrologia até o pensamento médico, temos exemplos de que a espiritualidade era encarada no Oriente não como um plano distante da vida cotidiana, mas como parte integrante de todas as manifestações diárias da vida de uma pessoa e de uma comunidade. Dessas práticas filosóficas e religiosas, o taoísmo é sem dúvida uma das mais antigas e presentes representações dessas influências. Foi durante o séc. VI a.C. que o taoísmo desenvolveu-se como escola, juntamente com outra rica corrente filosófica na China, o confucionismo. Enquanto esta última se ocupava claramente da estrutura social, o taoísmo voltava-se para a observação da natureza e a descoberta de um caminho espiritual, o Tao. Aparentemente as duas correntes filosóficas representavam pólos opostos de um pensamento cultural. Na China entretanto esses conceitos, assim como tantos outros, sempre foram considerados como partes opostas de uma mesma estrutura que, para se manter e prosperar, deveriam manter-se em constante equilíbrio. O fraco deve ser sustentado pelo forte, o dia não existe sem a noite. Mas o mais importante aspecto presente em todas essas filosofias é o seu caráter prático, em que a experiência pessoal é mais valorizada do que a idéia em si. Diz um provérbio que "O sábio não deve habitar exclusivamente o mundo espiritual, mas preocupar-se igualmente com as questões do mundo."

O taoísmo nasceu com Lao Tsé ("O Velho Mestre"), a quem se atribui a autoria do principal texto taoísta, o Tao Te Ching, o "Clássico do Caminho e do Poder", que apresenta uma série de aforismos expressando a existência de uma realidade última que unifica todas as coisas, os seres e os fatos que observamos. Essa realidade é o Tao, um processo em um fluxo contínuo de alterações que reflete o Universo em seu aspecto cósmico, isto é, o de um caos organizado. Dessa forma, o taoísmo não vê o Universo como algo estático, mas sim em constante movimento e transformação. Também encontramos no confucionismo essa estrutura transformadora do Universo, que é comparada por Confúcio a um rio que "a tudo segue, fluindo... sem cessar, dia e noite".

Tal concepção de um Universo dinâmico encontra em outro antigo texto chinês, o "I Ching – o Livro das Mutações", uma forma prática de se entender todas as variações que as idéias e noções presentes nas imagens do Yin e Yang manifestam. O sinólogo Richard Wilhelm, que traduziu esse livro, descreve-o como "uma obra da qual o homem não deve se manter distante. Seu Tao (o do Homem Superior) está em perpétua transformação... não se pode contê-lo numa regra. Aqui só a mudança atua". As mutações descritas no I Ching devem-se à característica que todas as coisas possuem de se transformarem e se desenvolverem.

"Para contrair alguma coisa, devemos primeiro expandi-la.
Para enfraquecê-la, devemos primeiro fortalecê-la.
Para derrotá-la, devemos primeiro exaltá-la.
Para despojá-la, devemos primeiro presenteá-la.
Esta é a Sabedoria Sutil."

Isso significa que, para que se mantenha o equilíbrio, seja para assegurar a existência do tempo e do Universo, seja para manter o estado de saúde de um homem, é necessário que se crie uma harmonia entre as forças que se encontram em oposição. No taoísmo, essas forças opostas foram denominadas de Yin e Yang.

"O Yang, tendo alcançado seu apogeu, retrocede em favor de Yin.
O Yin, tendo atingido seu apogeu, retrocede em favor de Yang.
O Yang retorna ciclicamente ao seu início.
O Yin atinge seu apogeu para ceder lugar ao Yang..."

Esse ciclo de mudanças e harmonia entre essas duas forças é maravilhosamente simbolizado pelo antigo diagrama chinês denominado de Tai Chi, "o Grande Princípio Primordial", representado por um círculo dividido por uma linha sinuosa em luz e escuridão, o Yin e o Yang.

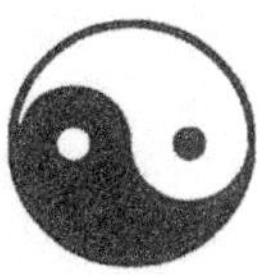

Na escrita oriental, muitas palavras representam uma idéia ou um pensamento. Os sinais gráficos para Yin e Yang seriam originalmente a representação dos lados sombreado e ensolarado de uma montanha. Com o tempo, esse significado passou a se estender a outros arquétipos. Yang passou a representar o Céu, a luminosidade, o forte, o masculino; enquanto Yin seria a Terra, a escuridão, o fraco, o feminino. Aspectos antagônicos porém complementares de uma mesma energia primordial de que seriam compostas todas as substâncias materiais ou imateriais como as idéias e emoções. O Tao chinês foi absorvido por outras culturas orientais, como no Japão, em que adquiriu a forma de expressão "Dao" que a seguir foi contraída no sufixo "Dô" como encontrado em palavras conhecidas como judô, kendô, etc. Em todas, o seu significado literal é "caminho", porém, como bem se pode notar, seu conceito é mais profundo e rico.

"O Céu está acima e cheio de movimento. É portanto Yang. A Terra está abaixo e em repouso. É portanto Yin."

As ações dos sábios taoístas decorrem de uma sabedoria intuitiva e espontânea, concepção essa que se refere também ao modo com que o acupunturista deve avaliar o pulso de seu paciente. Sua ação deve ser harmoniosa com o que sente, adaptando-se aos movimentos que a energia demonstra e não interferindo sobre eles. Essa forma de ação é denominada de Wu Wei, a "não ação", que não significa não fazer nada ou a inércia, mas deixar que tudo ocorra naturalmente para que sua natureza ou a interpretação seja satisfatória. Esse é um assunto ao qual retornaremos mais adiante.

A medicina oriental demonstra possuir profundas raízes no taoísmo. Entretanto, o próprio taoísmo aparenta ter raízes ainda mais antigas, provavelmente na Índia e no Tibete, onde se desenvolveram as artes de cura mais antigas conhecidas, a medicina ayurvédica, da Índia, e a tântrica, do Tibete. O estudo da Pulsologia chinesa pode parecer tão difícil por fazer parte de uma cultura que se desenvolveu de forma particular, diferente da cultura ocidental. Em sua complexidade entretanto reside a própria simplicidade, o que se poderá comprovar durante a leitura deste livro.

"O Tao que se pode sondar não é o verdadeiro Tao.
O Tao que se pode conceber não indica o Tao.
No Tao está a origem do Tao."

Os textos que geralmente descrevem grande parte dos pulsos são expressos na forma de versos ou de poemas, pois na mentalidade oriental a prática e a vivência são mais importantes do que o conhecimento puro. No *shiatsu* há um ensinamento segundo o qual o "seu melhor mestre é o seu paciente". Isso significa que o praticante dessa arte só pode aprender realmente o que um professor lhe ensina ao praticar todos os dias. Nas artes da cura essa é uma regra muito importante, pois lidamos com seres humanos que têm as mais variadas diferenças entre si.

A medicina é de fato a mais inexata de todas as ciências. Por mais que busquemos resultados precisos sempre podemos nos ver diante de variações físicas ou emocionais em nossos pacientes que trarão resultados inesperados. Entretanto, em parte, o que a medicina oriental procura fazer é compreender as regras que regem a maleabilidade dos resultados, procurando antever sua direção e guiar os resultados em direção ao objetivo pretendido: curar as doenças e preservar a saúde.

Com esse objetivo, os médicos orientais procuravam explicar, conjugando lógica e sensibilidade, o que sentiam ao palpar os pulsos. Os poemas partem de princípio semelhante. Para compreender o que eles nos dizem, devemos sentir as palavras daqueles que os escrevem. No Japão, são compostos poemas curtos e com o menor número de palavras possíveis ou necessárias, de modo a se expressar uma idéia ou um sentimento profundo. São denominados de Hai-Kai.

"Folhas caindo
tocam-se umas nas outras;
A chuva toca na chuva."

O poema está carregado de forte impressão sensorial. É preciso que suas palavras sejam "sentidas" permitindo-se libertar das amarras dos pensamentos e sentimentos que limitem a sua compreensão completa. Somente assim pode-se entender o espírito de quem o escreveu. Isso fica mais claro ao analisarmos algumas das descrições de pulsos citadas, como a que se encontra no início deste capítulo, por exemplo. Os mestres antigos sempre souberam que a linguagem possuía limitações para descrever os pulsos. Não se tratava apenas de dizer se um pulso estava forte ou fraco, ou de saber se o seu batimento apresentava ou não um ritmo regular. As pulsações refletiam não apenas esses aspectos, mas o estado de energia dentro dos meridianos, dos órgãos e das vísceras do corpo, assim como a situação emocional e espiritual do paciente. Isso quer dizer que a Pulsologia ao ser praticada, realizava uma investigação completa e individual de cada pessoa, a qual não era composta apenas de seu coração ou de seu fígado, nem era apenas um reservatório de emoções.

A perspectiva oriental considerava cada ser humano como um todo, possuidor de capacidades físicas, mentais e espirituais que interagiam entre si de forma dinâmica e harmônica, como nos movimentos do Tai Chi Chuan — exercícios de artes marciais chinesas em que as energias primordiais do Universo seguem um ciclo incessante de transformações, vistos na seqüência de seus movimentos. Para isso o médico oriental deveria ter acesso a mais informações do que aparentemente lhe é apresentado ao tocar com os dedos os pulsos de seu paciente. É preciso que ele saiba "ver com os dedos". É preciso que ele comece a se perguntar: como descrever algo que se deve "ver com os dedos"?

Dois hemisférios

Com os avanços da neurologia e da neurofisiologia, sabemos que o cérebro humano é dividido em duas partes, os hemisférios cerebrais direito e esquerdo. Mais ainda, descobrimos que há uma diferença entre as funções que cada um dos hemisférios exerce. O lado esquerdo do cérebro é responsável pela fala, pelas habilidades numéricas, pela escrita, pela leitura, pelo raciocínio lógico e pelo controle dos movimentos da parte direita do corpo. O lado direito, por sua vez, trabalha com funções como a consciência musical, lida com a perspectiva e as formas tridimensionais, a consciência artística, a imaginação, a intuição e o controle dos movimentos da parte esquerda do corpo. Por fim, os dois lados comunicam-se por um complexo de fibras nervosas que existe entre ambos denominado de corpo caloso.

HEMISFÉRIO ESQUERDO
- Controle do lado esquerdo do corpo
- Lógica matemática
- Fala
- Leitura
- Escrita
- Raciocínio

HEMISFÉRIO DIREITO
- Controle do lado direito do corpo
- Reconhecimento facial
- Perspectiva
- Criatividade
- Consciência musical
- Intuição

O predomínio de um dos hemisférios cerebrais indica as funções que agem mais ativamente no modo como interagimos no mundo. Se você deseja saber qual o seu hemisfério cerebral dominante, faça um teste prático escrevendo a seguinte frase:

> *"Estou olhando para minha mão enquanto escrevo esta frase. Sou canhoto ou destro? Se sou destro, meu pulso está reto enquanto estou escrevendo. Se sou canhoto, meu pulso está reto ou curvado enquanto escrevo."*

A maioria dos destros mantém o pulso reto enquanto escreve, pois o processamento dos pensamentos e ações é elaborado a partir do hemisfério esquerdo do cérebro. Mas se um canhoto curva o pulso para escrever com a mão quase invertida, isso indica que ele usa o hemisfério esquerdo. Se o canhoto não dobra o pulso para escrever, estará usando o lado direito do cérebro. É como se a mão estivesse apontando para o hemisfério que processa com mais intensidade o que está fazendo.

A maneira com que se percebe o mundo depende muito do hemisfério cerebral que processa as informações recebidas. Poderíamos dizer que as diferenças entre as culturas oriental e ocidental não se devem apenas por estarem em hemisférios geográficos opostos, mas por terem evoluído de hemisférios cerebrais diferentes. Ao tomarmos como exemplo a caligrafia, percebemos que no Ocidente, o hemisfério esquerdo é responsável primário pela escrita. Um objeto ou idéia é identificado por um conjunto de letras compondo uma palavra que o identifica.

No Oriente, a escrita é composta por símbolos que podem designar não apenas um objeto, mas também a idéia que o representa. Assim, cada ideograma não representa apenas uma palavra, mas todo um conceito em si, um "Ideo - Grama". Existe nessa forma de grafia uma integração muito grande entre os lados direito em que encontramos a criatividade, e o esquerdo, que controla a escrita e a leitura. Não apenas na escrita, mas toda uma bagagem cultural recebeu influência direta desse modo diferente de se apreciar o mesmo Universo, porém sob pontos de vista diferentes. Ao se palpar um pulso, o médico oriental o interpreta como parte integrante de um ser humano, que vive em comunidade com outros homens e mulheres, inserido em um ambiente que também deve estar em bom estado de saúde. A todos os que desejam aprender Pulsologia, recomendo não apenas começar a apurar o seu sentido tátil, mas principalmente começarem a "ver e ouvir" os pulsos com os dedos assim como com os demais sentidos. A Pulsologia nos mostra o que está acontecendo com a circulação das energias vitais dentro do corpo como uma história sem palavras. Devemos aprender a ouvir essas "palavras", interpretá-las e dominar as forças que estão causando o desequilíbrio em nosso organismo.

A Pulsologia chinesa só pode ser apreciada dentro do universo de conhecimentos inerentes da medicina oriental. Não podemos e nem devemos considerar que essa ciência é explicada apenas por conceitos racionais e lógicos, já que ela se fundamenta principalmente em analogias e comparações com situações ou sensações físicas que devem ser analisadas por quem as está examinando. A Pulsologia agiria por um processo de empatia, mas relacionado com as energias fundamentais dos órgãos internos do corpo que se transmitiriam aos pulsos através de ondas de energia. Para compreender os seus significados mais importantes, temos de adaptar nossa mente racional e linear a uma mente sensorial e curvilínea.

Transpor cada um de seus significados buscando analogias que a encaixem na ciência médica ocidental em todos os seus detalhes pode ser um exercício desgastante e inútil. Não se pode por exemplo tentar explicar uma doença do coração como um infarto pela medicina oriental, pois para essa o coração não é um órgão isolado nem dos outros órgãos e vísceras do corpo e nem de sua mente e de seu espírito. Em vez de tentar forçosamente explicar os conceitos da medicina oriental por uma ótica ocidental, é muito mais sensato explicar os seus conceitos dentro da própria medicina oriental e em suas raízes, pois assim colheremos os seus melhores frutos sem sermos molestados pelos espinhos.

Princípios da medicina oriental

Os Cinco Elementos e os Zang-Fu

A teoria dos Cinco Elementos é um dos mais importantes temas da medicina oriental, servindo, juntamente com a teoria das energias Yin e Yang, como base fundamental de estudos e de tratamento dos pacientes. Os Cinco Elementos, também denominados de Cinco Movimentos ou Cinco Mutações, são representados como os constituintes menores de todo o Universo. Os mitos da Criação derivados de componentes arquetípicos ou simbólicos universais são um conceito presente nas mais diversas civilizações do mundo.

O filósofo grego Heráclito já dizia em sua época que o Universo era composto por unidades diminutas e indivisíveis. Os cientistas descobriram posteriormente que toda a matéria existente é composta de fato por estruturas fundamentais, os átomos. Atualmente, sabemos que os átomos são compostos por partículas ainda menores, os elétrons, prótons e nêutrons, e que esses podem ser divididos em componentes ainda menores, restando no fim aparentemente apenas uma forma de energia primordial.

Já em épocas mais antigas, os antecessores dos físicos e químicos contemporâneos, os alquimistas, diziam ser o Universo composto por quatro elementos básicos: fogo, água, terra e ar. No Oriente também essa concepção existia, porém, em vez de quatro, seriam cinco os elementos primordiais. Um antigo conto chinês personifica cada um desses elementos na forma de cinco veneráveis sábios surgidos de uma bola de caos suspensa no vazio do Tao:

> *"Antes de o Céu e a Terra se separarem tudo era uma bola de névoa chamada Tao.*
> *Naquela era, os espíritos dos cinco elementos tomaram forma e se desenvolveram em cinco Ancestrais.*
> *O primeiro chamava-se Ancestral Amarelo, Mestre da Terra.*
> *O segundo, chamado Ancestral Vermelho, era Mestre do Fogo.*
> *O terceiro era o Ancestral Negro, Mestre da Água.*
> *O quarto era chamado Príncipe Madeira, Mestre da Madeira.*
> *O quinto, a Mãe Metal, era a Mestra dos Metais.*
> *Ora, eis que esses cinco Ancestrais colocaram em movimento o espírito primordial do qual haviam surgido, de modo que a água e a terra desceram, os céus se elevaram e a terra mergulhou nas profundezas.*
> *E a água formou rios e lagos, surgiram montanhas e planícies.*
> *Os céus se expandiram e a terra dividiu-se. Surgiram o Sol, a Lua, as estrelas, a areia, as nuvens, a chuva e o orvalho.*
> *O Ancestral Amarelo colocou em andamento o mais puro poder da terra. Então surgiram a grama e as árvores, os pássaros e os animais, bem como as gerações de cobras e insetos, de peixes e tartarugas.*
> *O Príncipe Madeira e a Mãe Metal juntaram a luz e as trevas, e assim surgiu a raça humana, com homens e mulheres.*
> *Assim surgiu gradualmente o Mundo..."*

Portanto, na concepção oriental os elementos são as emanações do Tao que entram em movimento cíclico, o que por sua vez vem a movimentar o próprio Tao, gerando todo o Universo. Mais do que elementos materiais e palpáveis, os cinco elementos seriam na realidade cinco movimentos ou mudanças nos padrões da energia do Tao e que provocariam a formação do Cosmos.

Interessante aqui é a relação desse conceito antigo e as declarações do famoso cientista Albert Einstein quanto à existência de cinco estados básicos em que a matéria se apresenta no Cosmos. Além dos estados sólido, líquido e gasoso, tão conhecidos, haveria ainda o estado plasmático, de elementos expostos a altíssimas temperaturas, como as estrelas; e um último estado de matéria, que Einstein havia descrito apenas em teorias e que existiria a temperaturas extremamente baixas, num grau zero absoluto de temperatura, quando então as partículas elétricas dos átomos deixariam de se mover, permanecendo estáticas. Até recentemente, esse estado parecia tratar-se apenas de uma teoria que não poderia ser comprovada. Contudo, por meio dos avanços obtidos no desenvolvimento de equipamentos de alta tecnologia, alguns cientistas conseguiram "congelar" um átomo, comprovando dessa forma as teorias que afirmavam a existência de um quinto estado da matéria. Assim, os chineses antigos estariam mais certos que os alquimistas e gregos ao dizerem que o Universo possuía cinco e não quatro elementos fundamentais.

Contudo, como dito anteriormente, mais do que substâncias materiais ou sutis, os cinco elementos são a manifestação energética dos elementos que representam. Muitos ficam confusos ao travarem o primeiro contato com esse conceito. Não é fácil identificarmos a presença desses elementos em nossos corpos nem a maneira como eles influenciariam nosso estado de saúde ou doença.

É fácil aceitarmos, por exemplo, a afirmação de que nossos corpos são formados pelo elemento Água. Sabemos de fato que ele é composto por até 60% desse líquido. Ao sentirmos nossa temperatura, podemos aceitar a existência de um Fogo interior. Com o desenvolvimento da medicina ortomolecular, aceitamos a existência dos elementos Metal e Terra na forma de oligoelementos como zinco, cálcio, fósforo, ouro e outros. Mas ao chegarmos à Madeira, nossa razão começa a soar um alarme de descrença. Mas isso é por não entendermos ainda que os orientais não se referem a esses elementos de forma concreta, mas sim no sentido figurado.

Sendo assim, o elemento Fogo é a manifestação da energia Yang em sua plenitude, enquanto o elemento Água é manifestação do Yin pleno. O elemento Madeira é a energia Yang com a presença de uma parcela menor de Yin, e o elemento Metal é energia Yin com uma parcela menor de Yang. Já o elemento Terra é o equilíbrio entre as energias Yin e Yang. Ou seja, cada um dos elementos representa as variações em qualidade e quantidade com que podemos encontrar essas energias no corpo. Podemos entender mais ainda quando definimos a personalidade das pessoas por meio desses elementos.

Um indivíduo Madeira é o aparentemente calmo, mas que por qualquer motivo se enraivece. A pessoa de Fogo é o agressivo por natureza, que "não leva desaforo para casa". A personalidade de Metal é mais reservada, porém comunicativa e jovial, enquanto a pessoa de Água é a timidez personificada. O equilíbrio perfeito seria representado pelo indivíduo de Terra, que possui as qualidades associadas de Yin e Yang e o controle sobre suas emoções.

Na concepção oriental, esses estados da matéria estão em constante movimento e equilíbrio, onde cada elemento concebe a existência de outro, sendo por sua vez controlado por um terceiro. Um verdadeiro ciclo em que se estabelece um autocontrole, impedindo que um dos elementos exista em maior ou menor quantidade. Na filosofia mística oriental, esses meios de auto-regulação são denominados de ciclos de Criação e de Dominação dos Cinco Elementos.

Ciclo de Criação

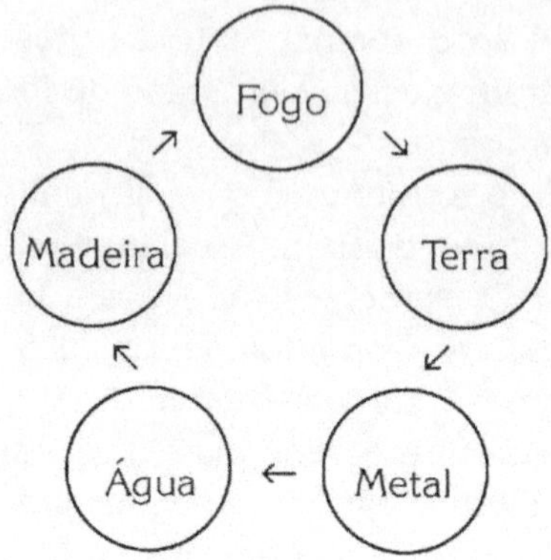

"A madeira ao queimar gera o Fogo. Quando a fogueira se apaga restam as cinzas que se misturam à Terra. A Terra gera as rochas e os Metais. Das pedras e minerais brotam as fontes de águas, que nutrem as plantas e árvores que fornecem a lenha para as fogueiras."

Ciclo de Dominação

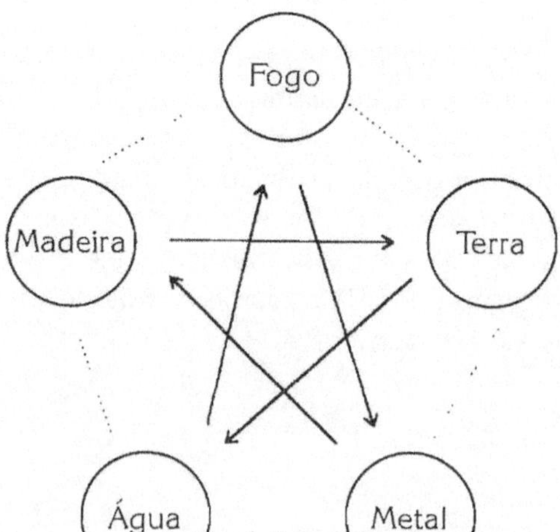

"A água apaga o fogo, que derrete os metais, com os quais são forjados machados que derrubam as árvores e cortam a madeira. As raízes das plantas abrem o solo absorvendo sua energia. A terra sorve a água das chuvas, impedindo que esta se espalhe."

Assim, pela lei da Criação e Dominação, os Cinco Elementos devem manter-se sempre em constante e harmonioso controle, não podendo haver escassez ou excesso que venham a perturbar o equilíbrio do Mundo ou do Homem. É de acordo com esse princípio que se estabelece uma das diversas leis que ajudam a compreender o controle que existe entre as energias do corpo. Com base nesse sistema de símbolos, podemos começar a entender a importância do ciclo das energias dentro da filosofia oriental. Tal simbolismo pode ser comparado à imagem da cobra que morde a própria cauda denominada de "ourobouros", que representa a imortalidade e a imensidão do Universo.

Regra Mãe-Filha-Neta

As leis de Criação e Dominação dos Cinco Elementos estabelecem um conceito de equilíbrio sobre o qual os elementos se autogovernam, evitando que um deles se sobreponha ao outro em quantidade, lesando a integridade de todo o conjunto. Por meio da necessidade de harmonia que deve existir entre os elementos, foi criada essa regra que explica como ocorre esse controle. Chama-se ao elemento que gera um outro elemento de mãe, o elemento formado, será sua filha e gerará um terceiro elemento que é filha do segundo elemento e neta do primeiro elemento. Por exemplo, o elemento Madeira é Mãe de Fogo e Avó de Terra. Fogo é pois Mãe de Terra, que é neta de Madeira.

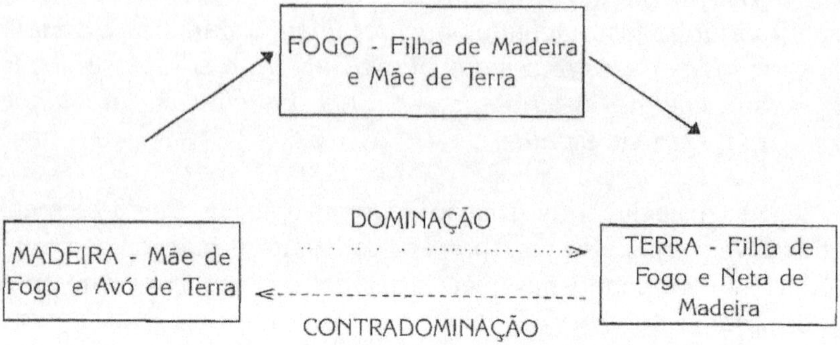
FOGO - Filha de Madeira e Mãe de Terra
MADEIRA - Mãe de Fogo e Avó de Terra
DOMINAÇÃO
CONTRADOMINAÇÃO
TERRA - Filha de Fogo e Neta de Madeira

É clara a relação de geração ou criação que existe entre os elementos quando relacionados com laços de parentesco. A dominação aqui é relacionada com o fato de as mulheres chinesas terem de trabalhar nos campos e deixar suas filhas aos cuidados de suas avós que as dominavam, estabelecendo assim uma relação de respeito e hierarquia que suas filhas e noras deveriam seguir por tradição. Mas se as avós forem fracas, as netas tomam conta da casa. Quem é avó sabe bem do que estou falando. Se isso ocorre, representa na Lei dos Cinco Elementos que está ocorrendo uma Contradominação. Na medicina oriental, a inversão do fluxo normal das energias representa um grave desequilíbrio na circulação das energias nos meridianos. Para que uma família permaneça unida e feliz, é importante que não haja nem um controle excessivo e nem liberdade em demasia.

Entretanto, se a família, o Universo, ou a saúde do homem se encontram em constante transformação, temos um equilíbrio que na realidade é extremamente dinâmico, podendo em algumas ocasiões ser prejudicial por causar o predomínio de um dos elementos sobre os demais. Se por exemplo a madeira estiver em excesso, como nos longos períodos de estiagem, em que a água é escassa, existe o risco de um incêndio. Haverá então um excesso de fogo que poderá contradominar a água, que já se encontra enfraquecida. É nesses momentos de desequilíbrio entre as energias no organismo que surge a doença, que segundo a medicina oriental é um desequilíbrio das energias vitais e uma alteração em sua circulação normal.

Os Cinco Elementos também são denominados de Cinco Movimentos por estarem relacionados com as alterações que os astros apresentam no Céu, na forma de um movimento helicoidal apresentado por cinco dos planetas visíveis da Terra. Esses astros estão presentes em uma das diversas formas que os chineses tinham na elaboração do seu horóscopo. Os Cinco Movimentos estão no Céu, assim como os Cinco Elementos estão na Terra, configurando as energias básicas de todo o Universo.

Segundo os princípios da medicina oriental, cada um desses cinco elementos se manifesta no ambiente de várias formas, por exemplo:

Os Cinco Elementos na Natureza

	ESTAÇÃO	DIREÇÃO	CLIMA	COR	GOSTO
MADEIRA	Primavera	Leste	Vento	Verde	Azedo
FOGO	Verão	Sul	Calor	Vermelho	Amargo
TERRA	Quinta Estação	Centro	Umidade	Amarelo	Doce
METAL	Outono	Oeste	Secura	Branco	Picante
ÁGUA	Inverno	Norte	Frio	Negro	Salgado

Para cada aspecto da natureza exterior, os chineses apresentaram um dos cinco elementos, os quais em última análise são as variações das energias primordiais Yin e Yang. Durante o ciclo das energias vitais, essas energias primitivas se transformam entre si, gerando os estados intermediários, como no ciclo das estações, em que o verão Yang se transforma em inverno Yin, tendo contudo que transitar como outono, mais Yin do que Yang.

E assim como os elementos primordiais manifestam-se no plano material da natureza, eles também se manifestam diretamente no corpo humano, desde seus órgãos internos até suas propriedades cognitivas e emocionais distintas. Veremos então que:

Os Cinco Elementos no Homem

	MADEIRA	FOGO	TERRA	METAL	ÁGUA
ÓRGÃO	Fígado	Coração	Baço	Pulmões	Rins
VÍSCERA	Vesícula biliar	Intestino delgado	Estômago	Intestino grosso	Bexiga
ÓRGÃO/ SENTIDOS	Olhos	Língua	Boca	Nariz	Ouvidos
TECIDO	Tendão	Vasos	Músculos/ Carnes	Pele/Pêlos	Ossos/ Cabelos
EMOÇÃO	Raiva	Alegria	Pensamento	Tristeza	Medo
SOM	Grito	Riso	Canto	Choro	Gemido
LÍQUIDOS DO CORPO	Lágrima	Suor	Saliva	Muco	Urina/ Sêmen

Os órgãos e vísceras apresentados em relação aos Cinco Elementos são classificados segundo a anatomia chinesa em órgãos ocos e órgãos cheios. Os órgãos cheios são denominados de Zang, enquanto os órgãos ocos ou vísceras são chamados de Fu.

Os cinco Zang são: coração, fígado, rins, baço e pulmões, que têm a função de produzir, transformar e armazenar a energia, o sangue, os líquidos internos, as energias ancestral e adquirida, assim como a energia do *Shen* (espírito). Sua característica energética é Yin.

Os cinco Fu são: intestinos delgado e grosso, estômago, bexiga urinária e vesícula biliar. São receptáculos de transição e elaboração, porém não podem armazenar energias ou essências. São órgãos Yang.

Apesar de representarem estruturas anatômicas idênticas tanto no Oriente quanto no Ocidente, suas funções fisiológicas, bem como suas manifestações patológicas, não podem ser consideradas como as mesmas nas duas escolas por uma questão de interpretação. Ao observarmos um dos esquemas que os orientais utilizavam para representar a anatomia humana imaginamos que ou eles não tinham noção alguma de anatomia ou não sabiam desenhar bem. Qualquer um que já tenha visto um atlas de anatomia sabe que o baço não é um órgão de forma alongada como mostrado. Nem o fígado e os pulmões se parecem com um espanador ou uma bananeira invertida. Então por que teriam os antigos representado os órgãos assim tão diferentes? Alguns dizem que isso se deve ao fato de os chineses não darem importância ao estudo do interior do corpo humano, já que eles se diferenciavam de acordo com seu espírito. Não eram considerados iguais um mendigo e um imperador. Apesar de parecerem iguais, as diferenças entre eles eram infinitas, pois navegavam em mares de energias de karmas diferentes. Outros ainda comentam que, também por essa razão, não se faziam estudos de anatomia ou de vivissecção.

Ocorre que essa descrição dos órgãos teria sido proveniente das terras tibetanas elevadas. Naquelas regiões, era difícil sepultar os mortos, pois as terras eram poucas, e usadas mais para a agricultura e a pecuária. Não havia rios onde se pudessem depositar os corpos, e a pouca água que existia tinha de ser preservada. A cremação dependia de lenha, que era reservada para os tempos de rigoroso inverno. Assim, o ritual funerário mais usual era o desmembramento do cadáver, que tinha suas carnes oferecidas às aves.

À frente de todos os familiares, um monge abria o peito do cadáver e de lá retirava primeiramente o coração, considerado a "Morada do Espírito". Este era oferecido às aves, geralmente abutres, que se agrupavam em torno da mesa cerimonial. Essas aves então voariam ao Céu levando o espírito desvinculado do corpo. Depois seriam removidos os outros órgãos e partes do corpo. Mesmo os ossos eram fragmentados com a ajuda de machadinhas rituais e também eram oferecidos até que não restasse mais nada do corpo. Provavelmente, em alguns desses rituais, um outro monge era encarregado de registrar a anatomia dos órgãos. Contudo, os órgãos não eram mantidos dentro dos corpos. Eram removidos e colocados em uma mesa, ao lado, para serem lançados às aves. Nesse meio tempo, o desenhista gravava suas formas e procurava representá-los o mais fielmente possível com os materiais de que dispunha. É por isso que órgãos como os pulmões e o fígado parecem árvores de ponta cabeça, pois estavam "esparramados" ao lado do corpo.

Outro órgão que causa confusão, tanto na sua representação gráfica como na sua denominação, é o baço, geralmente associado ao pâncreas. Entretanto, ao observarmos esse órgão no interior do corpo, reparamos que entre os dois existe uma rica rede de vasos que os une. Provavelmente é por isso que os antigos os desenhavam e consideravam como um único órgão, reproduzindo-o como uma estrutura alongada. Para eles, o pâncreas é a "língua do baço".

Mas não é apenas na descrição dos órgãos que encontramos diferenças entre a medicina oriental e a ocidental. No estudo de sua fisiologia, isto é, na compreensão de suas atividades e no funcionamento, encontramos na medicina chinesa uma rica descrição de suas qualidades, extremamente divergentes em muitos pontos, contudo, quando comparadas ao que se conhece segundo os princípios da fisiologia médica ocidental. Este aliás é um dos fatores que mais diferenciam o estudo das medicinas oriental e ocidental. A fisiologia médica oriental baseia-se mais na compreensão empírica do corpo humano do que em sua experimentação científica.

Por meio da observação e comparação com os fenômenos naturais é que se baseia em grande parte o conhecimento que a medicina oriental tem sobre o corpo humano. Com isso pode-se ter uma análise do ser humano como um todo integral, mas perdeu-se uma descrição da natureza concreta do funcionamento do organismo humano. Para os chineses, os órgãos tinham além de uma função física uma função energética, da qual dependia a circulação das energias pelo corpo. Mas atualmente os conhecimentos orientais têm sido cada vez mais analisados de um ponto de vista mais racional, assim como conceitos estritamente regidos pela necessidade experimental do Ocidente se abrem a uma interpretação mais subjetiva. Pontos de vista tão diferentes podem ser submetidos a uma análise conjunta, capaz de buscar a integração na interpretação de seus dados e incorporá-los a um diagnóstico mais preciso do estado de saúde do paciente.

A seguir são apresentadas de forma simplificada as funções de cada órgão e víscera de acordo com sua ação energética pela medicina chinesa.

CORAÇÃO:

- comanda os vasos sangüíneos e a atividade cardíaca
- seu Ki movimenta e rege o sangue
- é a "Morada do Shen". O *Shen* é traduzido como "espírito", mas está mais relacionado ao estado de "consciência de estar vivo"
- sua abertura (manifestação) está na língua

BAÇO:

- transforma a essência (Jing) dos alimentos
- transporta a essência dos alimentos após destilados até os pulmões
- "faz subir o que é puro"
- mantém o sangue nos vasos
- comanda a carne e os membros
- sua abertura está nos lábios (boca)

PULMÕES:

- dirigem e distribuem o Ki
- são a "fonte das águas superiores" que refrescam os aquecedores

- controlam a descida e a eliminação
- manifestam-se na pele
- sua abertura é o nariz

RINS:

- armazenam a essência inata
- governam as águas do corpo
- recebem o Ki
- regem o crescimento e a reprodução
- governam os ossos
- abrem-se nos ouvidos (orelhas)

FÍGADO:

- assegura o fluxo do Ki e das emoções
- armazena o sangue
- comanda os tendões (músculos)
- sua abertura são os olhos

VÍSCERAS:

De modo geral, todas estariam relacionadas com o processo digestivo, recebendo e recolhendo sua essência. Assim, o que é puro (Ki) é distribuído pelo corpo, enquanto o que é turvo (detritos e excrementos) é eliminado. Seu funcionamento adequado serve portanto para uma importante função orgânica que é impedir que resíduos tóxicos se acumulem no corpo, estagnando toda a circulação das energias e revertendo o ciclo dentro da movimentação dos Cinco Elementos.

Existem ainda outros dois órgãos: o triplo aquecedor e a circulação-sexualidade. São considerados órgãos acoplados entre si e possuem propriedades singulares no tocante à fisiologia energética. Estabelecendo um paralelo com a medicina ocidental, poderíamos considerar esses órgãos como os sistemas imunológico e endócrino, respectivamente. Contudo, mais do que trabalharem no corpo físico, esses órgãos estão vinculados intimamente ao funcionamento energético de todo o organismo.

Aspectos históricos

Segundo antigas crônicas chinesas, no período que precedeu a criação do mundo, quando os mares se separaram, a terra se solidificou e os primeiros povos se instalaram, surgiram Três Grandes Imperadores que ordenaram o mundo dos Seres Humanos.

O primeiro de todos foi Fu Hsi, o Imperador Celeste. Ele ensinou os homens a pescarem com redes, a caçarem e a domesticarem animais; dividiu os povos em clãs e instituiu o matrimônio. Seu sucessor foi Shen Nung, o Imperador Terrestre. A ele se atribui o estudo das ervas venenosas e seus antídotos, bem como o uso das plantas medicinais. Inventou o arado e o comércio entre os homens.

Finalmente, o terceiro Grande Imperador foi Hoang Tchi, o Imperador Amarelo. Aos setenta dias de vida já dialogava com os sábios e aos 11 anos de idade iniciou o seu reinado. Tinha o dom de sonhar, isto é, de penetrar em diferentes níveis de consciência, e no estado onírico viajava pelas mais remotas regiões deste e de outros mundos. Conta-se que logo após ter assumido o trono, Hoang Tchi entrou em um estado de transe onírico no qual permaneceu por três meses. Nesse tempo habitou a "Morada do Espírito", aprendendo a controlar o coração. Após esse acontecimento, em um segundo período de transe onírico de igual duração, voltou com o dom de ensinar as pessoas, às quais instruiu na arte de controlar as forças da natureza em seu próprio coração, isto é, ensinou-as a serem mestres de seus espíritos *(Shen)*.

Por um período de 100 anos governou com sabedoria. Seu povo viveu uma era de Ouro. Compôs o primeiro calendário, criou os cálculos matemáticos e a arte de forjar instrumentos de metal. A ele se atribui a criação de instrumentos musicais e o uso do dinheiro. Construiu barcos e carruagens. Erigiu templos para o culto aos deuses e aos ancestrais. Descobriu a arte de tecer a seda, ensinou como usar o fogo, a água, a madeira e a terra. Fez um quadro do movimento das marés. Aos 111 anos de idade, antes de sua morte, surgiram nos jardins do palácio uma fênix e um unicórnio, símbolos da perfeição de seu reinado.

Outro fato atribuído a Hoang Tchi é a compilação do *Nei Ching*, o Tratado Clássico de Medicina Interna Chinesa, que teria sido realizado por volta de 5.000 a.C. Nesse antigo texto encontramos as primeiras considerações acerca dos princípios ainda usados na medicina chinesa, como a fisiologia dos órgãos Zang-Fu, o trajeto dos meridianos e algumas das primeiras referências ao uso da palpação das pulsações nos vasos sangüíneos como forma de diagnosticar doenças. No Oriente, somente outro texto registra com tanta minúcia o exame por meio da Pulsologia. Trata-se de outra compilação, o *Gyu D'Zhi*, composto por quatro volumes que reúnem o estudo da medicina tântrica ou tibetana. Ambas as tradições médicas possuem pontos de similaridade que comprovam serem provenientes de uma fonte comum. Nesse estudo, contudo, vamos nos ater mais ao estudo da Pulsologia chinesa, por ser a mais conhecida e divulgada no Ocidente devido à sua utilização prática realizada durante o estudo da acupuntura.

Em vários textos encontramos referências à possível utilização de outros vasos sangüíneos no corpo, além do pulso radial, usados para se sentir as pulsações. Provavelmente no passado eram usados outros locais, além do pulso radial, para se realizar esse exame diagnóstico. São citados ao todo nove pares de vasos que permitiriam a avaliação das pulsações no corpo, sendo estes divididos em três grupos de três, cada qual relacionado ao Céu, à Terra e ao Homem, uma comparação ao estado de equilíbrio das energias Yang, Yin e ao estado intermediário entre elas, representado pelos seres humanos, respectivamente.

Na parte superior do corpo (Céu):

Céu	artéria frontal
Homem	artéria facial
Terra	artéria temporal

Na parte média do corpo (Homem):

Céu	artéria radial
Homem	artéria cúbito-palmar
Terra	artéria interóssea

Na parte inferior do corpo (Terra):

Céu	artéria femoral
Homem	artéria crural
Terra	artéria tibial posterior

Para se realizar uma avaliação correta do estado de saúde, deveria ser analisada cada uma dessas artérias e suas pulsações. Com o tempo, porém, esse método foi sendo simplificado. Algum tempo depois os médicos se referiam ao estudo de apenas três artérias através das quais seria possível realizar uma boa avaliação.

Essas artérias seriam:

Ren Ying: na artéria carótida, no pescoço.
Cun Kou: na artéria radial, no punho das mãos.
Fu Yang: na artéria peroneal, das pernas.

Outros autores referem-se ainda ao estudo dos pulsos de três artérias, mas que corresponderiam às energias de três meridianos relacionados a órgãos fundamentais do corpo:

Shou Tai Yin (meridiano do pulmão) - artéria radial
Tsou Shao Yin (meridiano dos rins) - artéria tibial posterior
Tsou Yang Ming (meridiano do estômago) - artéria facial ou carótida

Nesse caso, o que se procurava observar era o estado das energias celestiais Yang através do meridiano dos pulmões; das energias terrestres Yin, pelo meridiano do estômago; e da energia primordial mista Yin/Yang, armazenada nos rins. Notamos entretanto que apesar das mudanças quanto ao número de vasos que deveriam ser estudados em cada método, ainda assim se preservavam a observação de três artérias que representavam os pilares do Universo: o Céu, a Terra e o Homem.

Com o tempo, mesmo essa forma foi ainda mais simplificada, restando o hábito de se examinar apenas o Cun Kou, situado nos punhos, sobre a artéria radial. Mas por que não usar qualquer um dos outros pontos de palpação?

Antes de mais nada, o pulso radial é mais fácil e prático de se palpar. Essa facilidade de acesso era particularmente importante numa época em que tocar o corpo do paciente poderia impor algumas restrições sociais ou morais. Assim, o médico oriental teve de se adaptar a essas restrições, e criou o exame complexo da Pulsologia. Além disso, o pulso radial representa um ponto de concentração de energias que facilita a percepção de todos os órgãos e vísceras do corpo. Em diversos textos antigos como o *Nei Ching* e o *Sou Wen,* encontramos que "o Cun Kou é a grande reunião dos meridianos e é a pulsação do Shou Tai Yin (meridiano do pulmão)", e que "todos os vasos (meridianos) se reúnem nos pulmões".

Os pulmões são os órgãos que principiam a vida; é por onde entra o "Sopro do Ki", permitindo que as energias vitais circulem pelo corpo. Notar que o meridiano que se estuda primeiro na acupuntura é o dos pulmões. Os chineses costumam começar o estudo dos meridianos pelo dos pulmões, pois é através dele que a vida é confirmada, isto é, uma criança só está viva se consegue respirar.

Seu meridiano passa sobre a artéria radial, penetrando na mão, onde irá se transformar na energia vital que percorrerá o seu meridiano acoplado do intestino grosso. Ao palparmos a artéria radial estaremos sentindo as energias do sangue e do Ki ao mesmo tempo, as quais devem estar em harmonia para termos um pulso normal.

> *"A respiração está em harmonia com as pulsações, sendo que existem as pulsações da respiração, de inspiração e de expiração.*
> *Da mesma forma, o pulso bate sem cessar."*

O corpo humano obtém energias por meio de três fontes básicas. A mais importante é chamada de Ki Inato, que obtemos a partir do Jing (essência) Inato, recebido de nossos pais por ocasião da concepção. Dele se diz: "o Homem nasce e o Jing já está formado". Essa energia inata fica depositada nos rins, sendo utilizada aos poucos pelo organismo. Quando ela se esgota, o homem morre.

Por esse motivo, o corpo deve ser suprido constantemente com outras forças vitais denominadas de energias adquiridas. Uma parte dessa energia é de natureza Yin, obtida da Terra na forma de alimentos. Obtemos a energia Yang do Céu, através da respiração calma e profunda. A essência dos alimentos é destilada no baço, enquanto a essência energética do ar é recebida pelos pulmões. Aqui mais uma vez a idéia de equilíbrio está presente. Para viver de uma forma saudável e com longevidade, é necessário que se integre as forças do Céu obtidas com a respiração, o Ki da Terra garantido com uma alimentação rica e diversificada, e a energia vital do Homem que se forma da união das energias provenientes de seus pais e ancestrais.

"As emanações dos sabores provêm do estômago (e do baço),
passam pelos pulmões, alimentando todos os órgãos,
cujas alterações se manifestam no pulso radial."

Assim, a essência dos alimentos junta-se à da respiração, circulando por todo o corpo na forma de sangue, bombeado pelo coração. Também circula como Ki, difundido pelos pulmões, sendo possível, no pulso, sentir a passagem tanto do sangue como da energia do Shou Tai Yin, o meridiano dos pulmões, que é a "reunião de todos os vasos". Os chineses chamam a energia contida no tórax de Zhong Ki, estando ela relacionada com o Ki do coração, responsável pela movimentação do sangue nos vasos, e com o Ki dos pulmões que capta a energia celestial.

Por esses motivos o pulso radial é considerado capaz de captar as energias de todos os Zang-Fu, bem como as suas variações fisiológicas ou patológicas. Além desses motivos de ordem conceitual, outro motivo que deve ter favorecido a escolha do pulso radial para o estudo das energias é que, durante certo período, os médicos não podiam ver ou tocar as pessoas, em especial as do Império. As mulheres confeccionavam pequenas estátuas de madeira ou marfim para indicar a parte do corpo que se apresentava sensível ou dolorida. Assim se evitava que o médico tocasse no seu corpo. Certamente que pelo mesmo motivo, o pulso que se preservou foi o radial, bastando que a paciente o estendesse por detrás de uma cortina ou biombo.

Enfim, independentemente dos motivos que levaram os antigos a atribuírem a medição das energias vitais pelo pulso radial, elas são menos importantes que os resultados positivos que se atribuem a essa técnica enquanto método singular de diagnóstico adequado das energias do corpo.

O CORPO ENERGÉTICO

De acordo com a medicina tibetana, nossos corpos são formados por uma série de camadas de energias que vibram em freqüências diferentes, como se tivéssemos uma série de corpos que interagissem uns com os outros. Geralmente lidamos mais com os corpos mais densos do que com os mais sutis. Esses corpos seriam sete, sobrepostos uns sobre os outros e servindo de proteção para o corpo que se manifesta em um nível energético abaixo dele.

Esses corpos podem ser influenciados por diferentes métodos de tratamento, entre eles o Ki Gong, a acupuntura, a homeopatia e outras terapias que lidam com as bioenergias. Os efeitos de cada tratamento podem depender da camada de energia que vibra em determinada freqüência e que pode ser afetada pela terapia que mais se adapte a ela. Entretanto, como cada uma das camadas de energia interage com todas as outras, mesmo que se use o tratamento que não seja o mais adequado, a estrutura alterada numa patologia será atingida, porém com menor efeito ou tardará mais em surtir o resultado almejado.

O primeiro desses corpos é o nosso corpo físico ou material, com o qual trabalhamos e agimos no plano material em que vivemos, manifestando-se em um plano vibracional mais baixo que os outros. Contudo, esse corpo concentra a energia dos demais, podendo ser considerado não apenas como o que mais sofre influências por parte dos demais como o que mais pode agir sobre todos eles.

Por isso, todos os avatares, desde Krishna, Sidarta, Jesus e outros, incorporaram na forma material para realizarem suas missões no plano terrestre. Somente nesse estado podemos agir sobre esse plano, canalizando as energias de todos os outros planos através dos nossos corpos de energia.

O segundo é o corpo emocional, que envolve o primeiro, servindo como meio de comunicação e passagem das vibrações do ambiente que nos envolve e das pessoas com quem convivemos. Com isso recebemos as energias que existem no ambiente e das pessoas à nossa volta, podendo não apenas influenciá-las como ser influenciados por elas.

Na medicina chinesa, o vento está relacionado com este corpo, pois assim como as emoções, encontra-se em constante movimento. No Homem, o vento está relacionado com as emoções que nunca se prendem em um estado mas que sempre se alteram. Por isso são as que mais danos podem causar à saúde. O vento que se move como brisa é como a energia que circula livremente pelos meridianos. O vento que se prende e cria as tormentas é como a energia que se prende a uma emoção ou sentimento tornando-se negativo. Raiva em excesso gera vingança e ódio. Amor em excesso gera ciúmes e vaidade. Na medicina chinesa se diz que devemos nos proteger do "vento perverso", o vento emocional.

O terceiro corpo é o mental, ou racional. Ele está relacionado com a lógica e o pensamento e, quando controlado serve de passagem para nossos outros corpos energéticos de vibrações mais elevadas. Nosso quarto corpo é o que conhecemos como a aura, que foi registrada pelas fotos realizadas pelo método Kirlian. É o corpo que mantém contato com os corpos de menor vibração.

Quando manifestamos experiências meditativas em que projetamos nossa consciência para fora do corpo, é por meio desse corpo que viajamos para outros planos dimensionais, permanecendo ligados aos corpos físico, mental e emocional por uma espécie de cordão umbilical prateado. É nesse corpo também que estão ligadas nossas energias kármicas, relacionadas com nossas experiências e vivências de encarnações passadas e que devemos resgatar para quebrar a "Roda da Samsara", das infinitas encarnações.

Após esse, temos um quinto corpo relacionado com nossa atividade mental superior, em que residem nossas capacidades de concentração, meditação, intuição, inspiração e profecia. Através dele temos contato com as energias superiores no reino dos sonhos e dos espíritos.

O sexto corpo é o espírito individual que todos temos ao viver em um dos planos em que nos manifestamos. Sua forma é semelhante a um ovo de luminosidade e cores variáveis e está diretamente ligado ao sétimo corpo, que é a própria essência primordial de onde emanam todas as energias. Em nosso estudo, já que tratamos de uma arte desenvolvida no Oriente, ou mais precisamente na China, creio que podemos chamar a esta fonte superior de Tao.

Cada um desses corpos pode ser tratado de uma forma diferente, mas em todos a ação acaba por se manifestar no corpo físico, que seria como um ponto de concentração das energias que o protegem na forma dos demais corpos de energia. Somos em verdade como a semente protegida pelas camadas que se formam em torno dela dando origem a um fruto. Se um inseto quiser atingir as camadas mais profundas, deve atingir as camadas superiores. Entretanto, as camadas de vibrações mais altas não são afetadas pelo que acontece nesse plano material. Nele sofremos mais ataques sobre os corpos físico, mental e emocional.

Nos planos superiores, onde as energias vibracionais são mais elevadas, temos a agressão de outros tipos de forças, como a energia proveniente do karma, das vibrações espirituais individuais ou externas, sonhos ou pesadelos. Para esses casos devemos proceder ao tratamento de modo diferente do que é feito na medicina tradicional do Ocidente. Nesses casos por exemplo, a medicina tântrica chega a extremos como a realização de exorcismos para afastar demônios que se apoderam dos corpos de vibração mais elevada causando doenças nos corpos mais densos.

Esses procedimentos, porém, são realizados dentro de rituais que estão entronizados no padrão cultural desses povos, não sendo considerados como formas terapêuticas aceitas fora de tais padrões. Na Pulsologia, a energia que está no interior desses corpos pode ser também sentida e analisada, mas esse não é o propósito deste livro, que é fazer com que nossa atenção volte-se apenas à avaliação dos pulsos do corpo físico, mental e emocional.

Entretanto, durante a avaliação dos pulsos de um paciente, o praticante da medicina oriental preocupa-se em avaliar todos os aspectos da saúde que se relacionam com todos os corpos de energia, desde o físico até o emocional e espiritual. Não para tratar este último, mas por saber que a saúde depende do equilíbrio de um todo.

A idéia de se trabalhar o corpo, a mente e o espírito como partes integradas não é ainda reconhecida pela medicina ocidental tradicional. Contudo, podemos encontrar referências a esta integração no Ocidente ao estudar as artes místicas, como a alquimia. Essa relação pode ser encontrada ao citarmos dois dos órgãos energéticos da anatomia chinesa dos Zang-Fu, a circulação-sexualidade e o triplo aquecedor.

Três aquecedores

O triplo aquecedor é considerado um órgão Fu, isto é, uma das vísceras na anatomia e fisiologia chinesas. Na verdade, ele se refere ao conjunto de todos os órgãos dentro das cavidades torácica e abdominal, sendo responsável pelas suas atividades como um todo. É chamado de "a via das águas e a rota dos alimentos", sendo relacionado com todo o processo digestivo, desde a assimilação e o transporte até a eliminação dos alimentos. Porém, além de estar relacionado com a alimentação, o triplo aquecedor possui fundamental importância na transformação das energias do corpo. Entretanto, o que teria levado os antigos mestres acupunturistas a incluírem uma "víscera" que é considerada como o conjunto de todos os órgãos Zang e Fu do corpo?

Os três aquecedores na realidade estão mais relacionados com o Ki Qong ou Alquimia Interior Taoísta. Por meio de exercícios físicos e respiratórios que se incorporam numa profunda prática de meditação, os taoístas referiam-se a essa técnica como um método que lhes permitia alcançar o estado da Iluminação e Imortalidade.

A alquimia conhecida no Ocidente é comumente associada aos antigos místicos que pretendiam por meio da combinação de certas substâncias e em condições ideais, obter a "pedra filosofal", uma substância capaz de transformar metais comuns, como o ferro e o chumbo, em metais nobres, como o ouro. Além disso, ao se buscar o segredo da "pedra filosofal", os alquimistas buscavam uma outra substância, o "elixir da longevidade". Provavelmente, as origens das alquimias oriental e ocidental assim como a sua finalidade tenham sido as mesmas, apesar de esquecidas pelo tempo. Os alquimistas orientais também buscavam uma "pedra filosofal" e um "elixir da longa vida", porém com meios e finalidades aparentemente diferentes.

Observando alguns dos desenhos retratando alquimistas em seus trabalhos, notamos, na parte de cima da gravura, uma faixa com símbolos e animais do zodíaco, estrelas, um sol e uma lua. Abaixo de todos, uma fornalha aberta, onde será depositado o vaso contendo as substâncias que irão ser transformadas nos raros produtos finais. Mais abaixo, dois homens seguram um lençol sobre um caldeirão sendo aquecido por uma fogueira. Os alquimistas que seguram o pano recolhem o orvalho e as energias cósmicas que se derramam em uma noite propícia.

Todo esse quadro retrata uma das fases do processo alquímico de se realizar a Grande Obra. Mas, ao observarmos mais atentamente, dentro desse mesmo quadro encontramos os três aquecedores da medicina chinesa e os princípios que regem a fisiologia dos órgãos Zang-Fu na circulação das energias vitais pelo corpo. Acompanhe o texto abaixo juntamente com a descrição da fisiologia energética dos órgãos na página 33.

O AQUECEDOR SUPERIOR é o primeiro forneiro.

Sabemos que ele é o tórax e que nele estão o coração e os pulmões.

O coração é a "Morada do Shen", aquele que dá vida ao corpo, o seu espírito. Assim como o corpo, o que dá vida ao dia é o Sol; e à noite, a Lua. São eles que estão representados na faixa da gravura, movimentando as estrelas, assim como o coração *movimenta o sangue dentro dos vasos sangüíneos*. O Sol e a Lua são pois o Aquecedor ou Forneiro Superior.

Além do coração, temos no Aquecedor Superior os pulmões, que *captam a energia do ar*, portanto do céu onde está o Sol, também símbolo universal do sentimento da alegria. Mas se as nuvens ocultam o sol, reina a *tristeza*, sendo a alegria e a tristeza as emoções relacionadas com esses órgãos respectivamente.

As nuvens formam as chuvas que definem os pulmões como "a fonte das águas superiores", que ao caírem sobre a terra a resfriam e espalham-se pelos rios e mares "difundindo" as águas (e as energias) pelo corpo. É por isso também que se diz que os pulmões fazem as *energias descerem*, pois caem como a chuva.

As águas caem então no AQUECEDOR MÉDIO.

Nele estão o baço e o estômago. Na gravura são representados pela fornalha e pelo caldeirão que *aquecem as gotas de chuva* que caem do céu, ou dos pulmões.

Sabemos que baço e estômago estão relacionados com os *alimentos*, e ao pensarmos em comida nos vem à lembrança a imagem de uma cozinha aconchegante com um grande caldeirão sobre o fogo onde se prepara uma suculenta sopa.

Nela se misturam as *energias da respiração e dos alimentos*, separando "o puro do impuro". O impuro se acumula no fundo do caldeirão. Além disso, o baço faz com que a *energia purificada suba* pelo corpo, como os vapores que saem do caldeirão sobem até o teto.

Finalmente, temos o AQUECEDOR INFERIOR.

Muitos dizem que ele se relaciona apenas com o depósito das impurezas do corpo, que irão ser eliminadas pela urina e fezes. Contudo, há ainda a explicação alquímica. No fundo do recipiente colocado na fornalha depositam-se as duas substâncias raras, a "pedra filosofal" e o "elixir da longevidade".

O caldeirão alquímico é deixado no fogo até que se apague, permanecendo então aquecido apenas pelas pequenas *brasas*. Essas brasas são o Aquecedor Inferior. As centelhas lançadas pelo homem na forma de *sêmen* dentro do *útero*, o "vaso da concepção", onde irão se mesclar com as centelhas que existem no Aquecedor Inferior da mulher e de onde surgirá uma *nova vida*. Essa é uma alquimia mágica e maravilhosa, que transforma matéria em espírito e que é capaz de gerar vida, aproximando ainda mais os homens da sua divindade. Pois é somente por meio desse ato que o homem e a mulher podem gerar vida.

E ainda temos o órgão conhecido como circulação-sexualidade. Esse órgão virtual também é chamado de "mestre do coração", sendo relacionado ao pericárdio, espécie de membrana que recobre o coração. Seria o revestimento que protege este órgão de todos os ataques exteriores ou interiores, quando atingido precede o comprometimento do coração. Junto com o triplo aquecedor, é um órgão importante na circulação adequada das energias pelos meridianos. Podemos contudo associar esse órgão às atividades do sistema endócrino, enquanto o triplo aquecedor seria o correspondente do sistema imunológico.

Entretanto, outra explicação associa o circulação-sexualidade aos chacras que se abrem a partir de um eixo de energia central no corpo, sendo este muitas vezes associado à coluna vertebral. O órgão circulação-sexualidade seria relacionado com o estado da energia que percorre esse eixo e às suas aberturas, os chacras.

Aliás, os meridianos da acupuntura seriam todos ramificações desse eixo central, e os pontos usados na aplicação das agulhas seriam pequenos chacras que serviriam como aberturas através das quais se manipulariam as energias, tal como fazem os mestres em ioga nos chacras centrais do corpo.

Dessa forma, podemos observar que na medicina oriental os corpos físico, mental, emocional e espiritual estão interligados por uma corrente de energias básicas que depende de um perfeito equilíbrio para se sustentar e para atingir um grau de pureza e afinidade maiores, não apenas com o interior do organismo, mas também com uma estrutura energética maior a que os chineses denominavam de Tao.

Métodos de diagnóstico

Na medicina oriental existiriam mais de 1.200 formas diferentes de se classificar uma mesma doença. Assim, o que para um leigo se classifica como hipertensão arterial, para um médico ocidental é indicativo de uma série de problemas de saúde que o paciente pode vir a apresentar, como um infarto ou um acidente vascular cerebral. Ainda assim seria um diagnóstico limitado para um médico oriental, pois em suas pequenas variações individuais residiria a causa essencial a ser controlada. Essas variações a serem pesquisadas apóiam-se em três princípios básicos de avaliação, os quais um médico que siga a corrente da medicina oriental deve sempre levar em consideração:

- Inspeção
- Interrogatório
- Toque ou palpação

Essas etapas de atendimento não são exclusividade da medicina oriental. A medicina tradicional alopática também segue esses procedimentos na consulta e anamnese de seus pacientes. Técnicas alternativas como por exemplo a prática terapêutica japonesa da massagem *shiatsu*, denomina estas etapas de:

"Bo-Shin", diagnóstico através da observação geral do paciente;
"Bun-Shin" e "Mon-Shin", diagnóstico pelo som e através de perguntas; e
"Setsu-Shin", diagnóstico por meio do toque.

Como se pode perceber, todos os modos de se avaliar o estado de um paciente têm como fundamento a interpretação de determinados sinais relatados ou apresentados por ele e devem ser estudados pelo médico que irá avaliar os motivos que levaram o doente a perder o seu estado de equilíbrio interior e que permitiram a manifestação da doença em seu organismo. Esses dados, apesar de obtidos por meio de técnicas de avaliação às vezes coincidentes, possuem formas de análise e interpretação muito diferentes, e dependem do conhecimento em que se fundamentam. Seria ideal poder usar todas com sabedoria de modo a conhecer não apenas a doença, mas como ela se manifesta em cada doente de modo particular.

Inspeção

É um dos mais importantes aspectos a serem considerados durante a avaliação médica. Um trecho de um livro médico chinês descreve sua importância ao citar "Olha-se o reflexo externo para se conhecer o interior. Assim se reconhece o inimigo". Muitas vezes encontramos profissionais da área de saúde que iniciam um diagnóstico sem sequer olhar para o paciente com a devida atenção, dando importância apenas ao que o enfermo pode lhes informar. Esquecem-se de "ouvir" o que o corpo tem a dizer. É preciso observar a aparência do doente, suas maneiras e gestos, sua constituição física, postura, cor e brilho da pele e tudo o que for possível avaliar.

Dizemos que o rosto de uma pessoa é como seu cartão de visita. A expressão do rosto reflete o estado do *Shen*, o "espírito consciente", manifestando a vitalidade e força de cada ser. Se o *Shen* for forte, o indivíduo apresenta olhos vivos, rosto rosado e brilhante, gestos normais, fala distinta, respiração regular; seus pensamentos serão claros e sua atividade vital e mental é saudável. Por outro lado, um olhar baço e fixo, rosto pálido e sem brilho, apatia e respiração irregular, gestos e reações lentas e desordenadas, são sinais de perda do *Shen*.

A cor da pele deve ser avaliada atentamente. A coloração branca indica enfraquecimento do Ki (energia) do sangue. Se a pele estiver amarelada, há provavelmente deficiência do Ki do baço. Pele avermelhada indica abundância de calor no corpo e azulada, sintomas de acúmulo de frio interno. Pele enegrecida indica um enfraquecimento do Yang dos rins.

Outros aspectos da face são apreciados, como o formato do nariz, o contorno dos olhos e o tamanho da boca. Esses e outros detalhes são motivo de estudo de uma forma de análise diagnóstica conhecida no Ocidente como fisiognomia. Na China esse estudo tem relação com as artes divinatórias, sendo muitas vezes associado ao estudo da influência dos astros na vida dos seres humanos.

A forma física reflete o estado energético dos órgãos internos, "quanto melhor o interior, melhor o exterior". Um corpo gordo e pesado, com pele branca e sem brilho, num indivíduo de pensamentos lentos e confusos indica um estado de "vazio de Ki". Já um indivíduo magro, com rosto cavado e pele ressequida, provavelmente apresenta um quadro de grande insuficiência de Yin Hsue (energia de sangue Yin).

Quanto ao porte e movimentação, se houver excesso de Yang ou deficiência de Yin no corpo, pode-se observar um corpo de maiores proporções no tórax e ombros, sendo o indivíduo ativo e dinâmico, visto que "o Yang rege os movimentos". Já um excesso de Yin ou deficiência de Yang, proporciona um corpo de quadris largos ou de abdome saliente em um corpo pesado e lento, pois "o Yin rege o repouso".

Dessa forma vemos que todos os aspectos físicos do paciente são levados em consideração numa avaliação médica oriental. O formato da cabeça, o aspecto dos cabelos e pêlos do corpo, o contorno das orelhas, o nariz, boca e lábios, enfim toda a anatomia humana é considerada, pois são reflexos do Tao do Céu e da Terra no Homem.

"A cabeça arredondada (do Homem) assemelha-se à abóbada celeste.
Os pés achatados são semelhantes à Terra.
O Céu tem quatro estações. Temos quatro membros.
A Terra tem oito (ventos) direções. Temos oito partes.
O Céu tem nove estrelas. Temos nove cavidades.
A Terra tem árvores e grama. Temos cabelos e pêlos.
O Céu tem doze horas. Temos doze meridianos (da acupuntura).
A Terra tem água em suas profundezas. Temos os vasos sangüíneos.
O Céu tem Sol e Lua. Temos razão e emoção.
A Terra tem cinco elementos. Temos cinco órgãos."

O exame da língua, assim como o estudo dos pulsos, também é de vital importância no diagnóstico de um paciente, compondo todo um estudo à parte e que espero poder abordar em um outro livro. De forma geral, em sua avaliação são considerados forma, movimentação, brilho, coloração, revestimento e umidade. Cada parte da língua é estudada representando um dos cinco elementos orientais, um dos três aquecedores ou um dos Zang-Fu, sendo esta última a forma de análise mais conhecida.

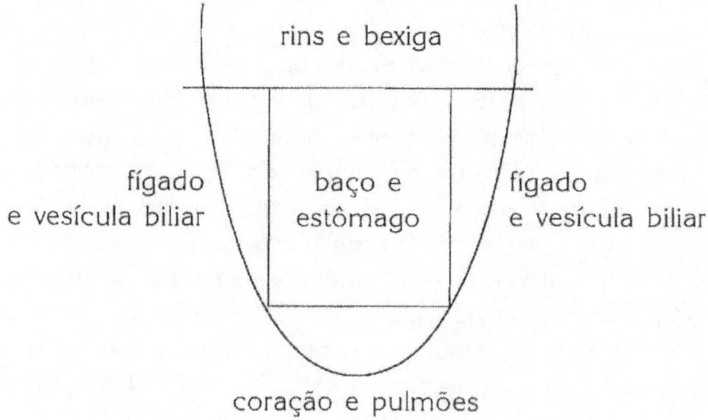

INTERROGATÓRIO

"Para se abranger todos os lados e aspectos da saúde do Homem, o Sábio deve fazer as perguntas corretas ao enfermo."

Não se realiza uma avaliação correta se o médico não realizar uma boa anamnese, com perguntas formuladas de forma abrangente e correta. No decorrer da evolução do estudo e tratamentos de doenças, foram elaboradas diversas maneiras de se inquirir sobre o estado de saúde do enfermo.

Em 1624 foi feita uma listagem de quesitos que ficou conhecida como a "Canção das 10 perguntas", uma tentativa de se agrupar as principais questões que deveriam estar sendo avaliadas no interrogatório:

1. Febre e calafrios
2. Transpiração
3. Apetite
4. Sede
5. Dores em geral
6. Sensações no peito
7. Sentidos (visão, audição, tato, olfato, paladar, equilíbrio)
8. Urina e fezes
9. Audição e olfato
10. Pulso

As duas últimas perguntas, relativas ao olfato e à audição e ao exame do pulso, seriam "questões de resposta indireta". As restantes seriam obtidas pela forma e ritmo da respiração do paciente, o tom de sua voz, odores exalados, hálito.

O pulso poderia, portanto, "responder a dúvidas apresentadas na doença" de uma forma indireta, informando sobre os órgãos e vísceras do paciente sem a necessidade de o inquirir. São perguntas que o médico faz ao corpo, sendo respondidas pelo próprio corpo.

O exame dos excrementos compõe todo um capítulo à parte no estudo médico oriental, pois reflete o estado interno de um corpo. Nesse exame, são levados em consideração sua coloração, aspecto, consistência, sedimentos, cheiro, vapores, bolhas, etc. Um antigo texto tibetano descreve da seguinte forma um exame de urina:

> *"...branca e discretamente amarelada, semelhante à cor da manteiga recém-batida. Leve, tem odor desagradável, com vapores normais e que permanecem algum tempo após serem expelidos. As bolhas são numerosas..."*

Às mulheres incluem-se perguntas referentes à menstruação e número de gestações. Para as crianças somam-se avaliações referentes a doenças típicas da infância.

Não se deve entretanto limitar as perguntas ao questionário mencionado. O que se depreende deste texto é apenas a necessidade de questionar o paciente quanto os aspectos que possam estar relacionados com seu estado de saúde. É muito comum os pacientes não citarem alguns dados a respeito de seu estado de saúde, seja por receio, timidez ou pelos mais variados motivos. Mas o que jamais se deve fazer é esquecer que o ser humano deve ser analisado não apenas quanto ao seu estado físico, mas também em relação à sua saúde mental, emocional, sexual e mesmo espiritual. Um dos termos que mais têm sido usados nos conceitos de saúde é o holismo, que significa basicamente essa visão geral do paciente dentro de uma teoria que considera a existência de uma tendência à interação dos elementos do Universo e em especial dos seres vivos, e não a uma soma dessas partes.

O médico oriental deve portanto estender sua análise não apenas à limitação do corpo físico, mas lembrar que cada pessoa faz parte de uma família e de uma sociedade, e que seu estado de saúde também depende desses fatores, bem como as condições de alimentação, habitação, vestuário, trabalho e outros.

Toque ou palpação

Na palpação tem-se como finalidade avaliar estados como sensação de calor ou frio, sudorese, tensões ou vazios de sangue e energia, aspereza da pele, dor ou falta de sensibilidade e outros dados obtidos através do exame do toque.

No Japão, diversas formas de massagem, em especial o *shiatsu,* usam a técnica do Ampuku ou Hará (abdome) como forma de terapia e de diagnose. Ela consiste em manobras de palpação em regiões da barriga que teriam relação direta ou indireta com o estado e funcionamento dos órgãos internos, detectando alterações no seu funcionamento normal, permitindo dessa forma a correção ou prevenção de doenças. Tais manobras permitem também que o terapeuta sinta as energias internas do corpo do paciente. Contudo, esse grau de sensibilidade está além das sensações táteis normais. Considera-se a capacidade pessoal que se desenvolve para a captação das energias emanadas pelos corpos. No Tibete e na China esse grau de sensibilidade é melhorado por meio de práticas como o Ki Gong ou Chi Kun.

Como já foi citado anteriormente, houve um período na China antiga em que as mulheres não podiam ser tocadas pelos médicos, sendo necessário que confeccionassem pequenas estátuas de madeira ou marfim nas quais podiam mostrar ao prático onde sentiam as queixas que as incomodavam. Provavelmente foi devido a essa dificuldade que a Pulsologia e o Ki Gong vieram a se tornar tão desenvolvidos no Oriente como forma de se conhecer o estado de saúde das pessoas.

O exame das pulsações, pode ser considerado dentro da avaliação do interrogatório indireto como parte do exame de palpação. A Pulsologia deveria, na realidade, ser considerada como um exame à parte, devido à riqueza de informações que pode apresentar quando realizada adequadamente.

Outros métodos de diagnóstico

Muitas vezes um paciente procura um tratamento levando consigo os exames que realizou num período relativamente longo. Aos acupunturistas que não são médicos, recomendo que procurem possuir elementos básicos de conhecimento da medicina tradicional ocidental. Não recomendo entretanto que realizem um diagnóstico, mas uma apreciação consciente dos exames que o paciente levar. Nem aconselho que peçam exames complementares, tais como exames de sangue ou radiografias, pois estes são de competência exclusivamente médica.

Se surgirem dúvidas, não hesite em entrar em contato com o profissional médico que solicitou previamente o exame de seu paciente, para que ele possa esclarecer quanto ao tratamento médico que possa ou deva ser realizado em associação à medicina alternativa. Será também uma forma de romper barreiras que ainda existem entre profissionais das áreas de saúde convencional e alternativas e tem apenas uma finalidade: o tratamento e a saúde de um ser humano.

Também é importante referir os cuidados que se devem ter ao prescrever remédios de origem "natural" por parte de terapeutas da linha alternativa. Mesmo medicamentos como os homeopáticos, fitoterápicos, florais ou outros que seguem uma linha mais naturalista ou não-convencional podem ter efeitos colaterais importantes.

Na fitoterapia oriental busca-se combinar ervas com a finalidade de combater os efeitos colaterais e dinamizar as qualidades de cada erva. Assim, se o que se deseja é, por exemplo, tratar um paciente com um quadro de dores musculares nas costas, usa-se uma erva "A". Sabendo que essa erva tem um certo efeito colateral, usa-se então uma erva "B" que iniba esse efeito, mas que também tem um efeito colateral, que para ser evitado, associa-se uma erva "C". E assim por diante. Dessa forma são anulados todos os efeitos colaterais que os medicamentos possam apresentar, preservando seus benefícios. E mais, além do efeito da primeira erva, específica para o tratamento da queixa diagnosticada que foi apresentada pelo paciente, no caso de dores nas costas, as outras drogas não são associadas apenas para cancelar os efeitos indesejados das demais, mas por possuírem também uma ação específica em benefício do estado de saúde do paciente.

Cabe a cada profissional obter a melhor fórmula possível com a intenção de não incorrer em erros que perturbem o bom andamento de seu atendimento no tratamento do paciente.

Visão ocidental

Antes de iniciarmos o estudo da Pulsologia vamos estudar, ainda que superficialmente, o que significa o pulso na medicina ocidental. Aliás, durante esse estudo falaremos muito de uma medicina oriental e outra ocidental, mas ressalto que essas duas medicinas podem se complementar, uma vez que se considera a diferença entre elas mais do ponto de vista cultural.

Para um médico ocidental, as pulsações sentidas nos vasos sangüíneos nada mais são que o reflexo da atividade cardíaca. O coração é uma bomba muscular pulsátil, dividida em quatro câmaras, (dois átrios e dois ventrículos), com a função de mover o sangue através do sistema circulatório. Em um indivíduo em repouso, o sangue percorre todo o corpo com um intervalo médio de 60 segundos. Do tamanho de uma mão cerrada em punho, o músculo cardíaco movimenta-se em um ciclo que consiste em um período de relaxamento chamado de diástole, seguido por um período de contração denominado de sístole. Tanto os átrios quanto os ventrículos passam portanto por períodos de relaxamento e de contração.

O sangue venoso, rico em dióxido de carbono (CO_2), coletado pelas células vermelhas do sangue, as hemácias, chega ao coração por meio de duas grandes veias denominadas veia cava superior e veia cava inferior, desembocando no átrio cardíaco direito. Os átrios funcionam como vias de acesso do sangue aos ventrículos e têm uma fraca força de contração comparados a estes. Ao se contraírem, entretanto, permitem um aumento do volume sangüíneo ventricular o que proporciona um acréscimo à eficiência do bombeamento ventricular.

Ao chegar ao átrio direito, o sangue passa então ao ventrículo direito através de uma abertura que possui um mecanismo de membranas, as válvulas cardíacas, que impedem que o sangue reflua de volta ao átrio. A válvula que separa o átrio direito do ventrículo direito é denominada válvula tricúspide, por ser formada por três membranas. O ventrículo direito bombeia então o sangue para os pulmões, onde as hemácias trocarão o dióxido de carbono pelo oxigênio, retornando a seguir para o coração pelas veias pulmonares em direção ao átrio esquerdo. As válvulas que impedem o retorno do sangue oxigenado do átrio esquerdo de volta para as veias pulmonares são denominadas válvulas pulmonares semilunares.

O átrio esquerdo se contrai e bombeia o sangue para o ventrículo esquerdo por meio da válvula mitral, que recebe esse nome por ter duas membranas, lembrando a Mitra — capuz alto e cônico dividido em duas faixas usado por papas, bispos e cardeais. O ventrículo esquerdo, que possui uma parede muscular mais espessa que o ventrículo direito, contrai com força impelindo o sangue através da artéria aorta, que distribuirá o sangue pelo corpo.

Os vasos sangüíneos são extremamente elásticos, dilatando-se ao receber o fluxo sangüíneo proveniente do coração a cada sístole. O que se percebe ao se palpar um vaso é, dessa forma, um reflexo da atividade cardíaca, como uma onda que se propaga dentro dos vasos. A cada ciclo cardíaco, os vasos sangüíneos recebem e distribuem o sangue pelos tecidos do corpo, coletando os resíduos provenientes do metabolismo celular. É por meio dessas trocas que o corpo recebe os nutrientes e o oxigênio necessários à sobrevivência.

A palpação do pulso radial é tida na medicina ocidental como um dado clínico com a finalidade de determinar a freqüência cardíaca e estabelecer um contato psíquico entre o médico e seu paciente. Para alguns médicos ocidentais, o pulso apresenta variações, todas relacionadas apenas com patologias de origem cardíaca. São citados alguns tipos de pulso com as seguintes descrições:

Pulso fraco: ocasionado por uma grande diminuição da pressão do pulso central ou por amortecimento da onda pulsátil devido a um espasmo vascular.
Pulso paradoxal: alternância de pulsos fortes e fracos acompanhando o ciclo respiratório. Devido ao armazenamento de sangue nos pulmões.
Déficit de pulso: nas arritmias cardíacas.
Pulso alternante: há alternância de pulso forte em um batimento, seguido de pulso fraco no próximo. Geralmente ocorre nas dilatações ventriculares.

A forma com que são classificados e nomeados é muito semelhante à Pulsologia oriental, mas não se desenvolveu como essa em uma ciência própria, provavelmente por ter a Pulsologia um caráter altamente subjetivo, ao qual a medicina ocidental não se acomodou. Outros médicos provavelmente chegaram a observar e classificar diversos tipos de pulsos, mas não lhes foi dada tanta importância quanto na medicina oriental.

A própria forma de se encarar a medicina pode ter influenciado essa desatenção ao promover a intensa especialização médica no Ocidente, na qual aparentemente o exame do pulso e suas variações caberia apenas à área das cardiopatias, esquecendo-se que o ser humano é um organismo único e deve ser estudado em todos os seus aspectos.

Outros exames como eletrocardiogramas, radiologia, ultrasonografias e demais não podem ajudar a descrever os pulsos. Na Coréia teria sido desenvolvido um programa de computador que usaria sensores colocados sobre as artérias radiais e que diagnosticaria os vários tipos de pulsos de acordo com suas variações e dentro dos princípios da medicina oriental. Infelizmente, esse programa nunca teve sua existência difundida.

A TOMADA DO PULSO

Os textos antigos citam que o exame do pulso devia ser realizado em um dia propício, referindo-se às influências celestiais obtidas pelo estudo astrológico de cada paciente. Respeitava-se ainda o horário em que cada meridiano ou órgão interno estivesse com maior atividade energética. A cada duas horas a energia vital do corpo está mais concentrada em um órgão, sendo que a cada 24 horas as energias circulam por todos os meridianos e órgãos internos no organismo configurando-se um ciclo total da seguinte maneira:

das 3 h às 5 h Horário do Tigre e dos pulmões
das 5 h às 7 h Horário do Gato e do intestino grosso
das 7 h às 9 h Horário do Dragão e do estômago
das 9 h às 11 h Horário da Serpente e do baço - pâncreas
das 11 h às 13 h Horário do Cavalo e do coração
das 13 h às 15 h Horário do Carneiro e do intestino delgado
das 15 h às 17 h Horário do Macaco e da bexiga
das 17 h às 19 h Horário do Galo e dos rins
das 19 h às 21 h Horário do Cão e da circulação-sexualidade
das 21 h às 23 h Horário do Javali e do triplo aquecedor
das 23 h à 1 h Horário do Rato e da vesícula biliar
da 1 h às 3 h Horário do Búfalo e do fígado

O ciclo das horas é iniciado pelo meridiano dos pulmões, que também é o primeiro meridiano citado nos estudos de acupuntura, por se considerar que por ele se inicia o processo de entrada e circulação das energias no corpo. A seguir são considerados os outros órgãos e vísceras de acordo com o trajeto que a energia percorre pelos meridianos. Todos os doze meridianos são interligados entre si conforme seus pares de energias Yin e Yang complementares, fazendo com que, além de haver uma completa circulação das energias pelo corpo, estas também sofram o processo de transformação de Yin em Yang e vice-versa. As energias vitais (Ki) percorrem todo o corpo por meio dos meridianos, sofrendo essas transformações de polaridade que passam pelos braços e pernas, já que é por aqui que a energia tem contato com as forças Yin e Yang, presentes no meio exterior. Nossas mãos tocam os Céus (Yang) e nossos pés são nosso contato com a força da Terra (Yin).

O fluxo assim se faz completo como demonstrado abaixo:

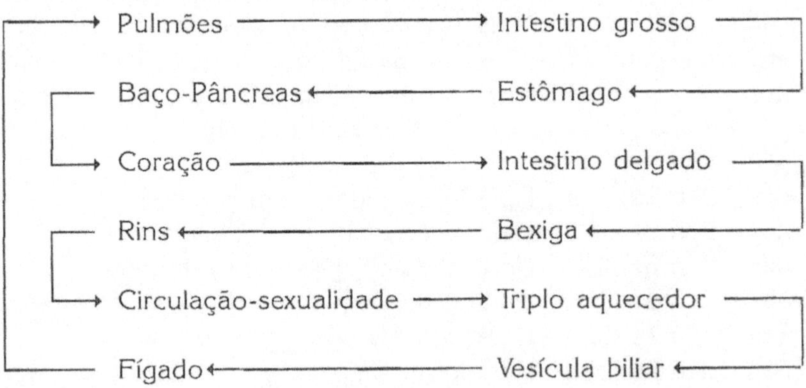

Vemos pelo gráfico que as energias fluem de meridianos Yin para Yang e de Yang para Yin. Se observarmos nos quadros referentes aos meridianos no corpo, notaremos que dessa forma as energias o percorrem por inteiro, seguindo um trajeto bem definido, do tronco para as mãos, das mãos para a cabeça, da cabeça para os pés e finalmente dos pés para o tronco. O conhecimento desses percursos é importante para os praticantes de várias formas de terapias derivadas principalmente do Ki Gong.

Numa época em que a saúde era um estado a ser preservado, e não apenas corrigido, é compreensível que se pudesse realizar um estudo do pulso com hora e dia marcados. Entretanto, nos dias atuais, essas normas, além de pouco funcionais, são praticamente inviáveis. Um similar desse método de avaliação do estado futuro de cada indivíduo foi o biorritmo, uma tabela que através de estudos aritméticos procurava descobrir os períodos em que o organismo teria o máximo de deficiência de energia para ser mais bem aproveitado ou cuidado por cada pessoa. Depois de um certo modismo, esse método acabou desaparecendo como mais uma prova de que no Ocidente a prevenção não é considerada o melhor remédio.

A prevenção de uma doença deve ser trabalhada diariamente. Não adianta por exemplo tomarmos litros de suco de laranja quando ficamos gripados. Sabemos que a laranja é rica em vitamina C, que é um importante agente potencializador do nosso sistema imunológico, mas devemos ingeri-la antes que a gripe se instale, e não depois de ficarmos doentes.

Na maioria dos casos, devido a uma formação social em que não se dá a devida atenção à prevenção das doenças, os pacientes só procuram a ajuda de um médico quando já se encontram realmente enfermos. Antigamente, em comunidades menores, como os médicos conheciam os pacientes que iriam tratar, seus hábitos e costumes pessoais, tornava-se bem mais fácil realizar um diagnóstico e até mesmo um tratamento levando-se em consideração fatores como a posição dos astros. Para os praticantes de terapias alternativas, a situação torna-se ainda mais difícil, pois muitos pacientes somente os procuram depois de já terem usado meios convencionais de terapia que não apresentaram resultados ou um diagnóstico definitivo.

Conta uma história que o Imperador Celestial estava sentado com seus generais, contando suas ações e batalhas. Certa feita um dos generais teria perguntado qual das armas ele considerava a mais poderosa: o arco e flecha, capaz de atingir seus inimigos a grandes distâncias, a lança, que defendia o guerreiro do inimigo que se aproximava a cavalo, a corrente, que defendia e atacava com a rapidez de um raio ou a espada, a mais nobre de todas as armas. Após alguns instantes de silêncio o Imperador respondeu que a mais poderosa de todas as armas, capaz de derrotar todas elas e atingir não apenas o corpo mas o espírito de cada inimigo, é o Conhecimento. Sem ele, as outras armas tornam-se apenas objetos sem vida.

Na acupuntura, as agulhas e outros meios de tratamento como a moxa, as ventosas, etc., são como as armas de um guerreiro que dependem do conhecimento que o terapeuta tem sobre o estado de saúde de seu paciente. A Pulsologia mostra os nossos generais, que nos dizem como estão dispostos nossos inimigos e a melhor forma de derrotar as suas investidas.

LOCALIZANDO OS PONTOS DE ESTUDO

O médico sente as pulsações da artéria radial com três dedos de ambas as mãos: o indicador, o médio e o anular. A sua mão direita irá examinar o pulso esquerdo do paciente e a mão esquerda tomará o pulso direito.

Ao tomar um pulso, o local de palpação de cada dedo recebe um nome específico:

- dedos indicadores no ponto Tsuen (Polegar ou Cabeça).
- dedos médios no ponto Kuan (Barreira ou Barriga).
- dedos anulares no ponto Tshi (Pés).

Não se preocupe com a nomenclatura. Existe ainda uma outra forma de nomear os pontos dos pulsos que será também utilizada neste livro.

Inicialmente são sentidos os pulsos de ambas as mãos, percebendo-se as diferenças que existem entre eles.

Nas mulheres, o pulso do lado direito deve ser mais forte que o do esquerdo, enquanto nos homens o pulso esquerdo tem maior sensibilidade.

Com relação aos pulsos individualmente, a energia e o sangue normalmente têm maior vibração nos pulsos mais distais, isto é, nos pontos Tsuen. Isso deve-se à circulação das energias que se deslocam dos pontos Tshi (Pés) para os pontos Tsuen (Cabeça).

Nossos antebraços possuem dois ossos chamados de rádio e ulna. O osso do rádio é o que termina próximo ao polegar. Para lembrar-se dele, imagine que o polegar é a "antena" do rádio. Próximo à sua "antena", o rádio possui uma protuberância óssea, como um "botão de controle" (dial), denominado de processo estilóide do rádio. Sobre o processo estilóide podem-se sentir as pulsações da artéria radial, que possui esse nome justamente por ter seu percurso margeando o osso rádio.

O dedo médio deve palpar a artéria na parte de trás da protuberância do processo estilóide, antes da linha da prega do punho. O indicador estará mais distal ao dedo médio, ao nível da prega do punho. Já o dedo anular deve ser colocado a cerca de 1 a 2 cm do dedo médio. Parece difícil, mas vamos simplificar um pouco:

O primeiro ponto a ser encontrado deve ser o Barreira ou Barriga em ambas as mãos por meio do dedo médio do acupunturista. Sua localização está na parte posterior do processo estilóide. Inicialmente não se deve pressionar ao palpá-lo, mas sentir sua pulsação suavemente. A seguir, o dedo indicador apóia-se no pulso próximo à linha da prega do punho. Note que ao fazer isso, o dedo médio tende a relaxar, ficando semiflexionado. Os dedos devem formar um arco sobre o pulso, sem que um deles exerça maior pressão que o outro. Ao relaxar mais os dedos apoiados, o dedo anular acompanhará os demais encontrando um local adequado para se apoiar.

Essa forma de palpação foi citada antigamente como "devendo-se apoiar os dedos levemente sobre o canal (vaso arterial), como faz um pássaro que repousa sobre um galho fino e frágil...". Assim como o pássaro distribui o seu peso com uniformidade no galho para que ele não se quebre, da mesma forma o médico deve apoiar os dedos sobre o vaso para não interferir na sensibilidade do exame. Assim os locais de palpação serão encontrados com maior facilidade e com a naturalidade que lhes é devida.

Distância entre os dedos

Os dedos devem manter uma distância mínima entre eles que deve variar de acordo com a estrutura física de cada indivíduo.

Quanto maior a estatura do paciente, maior será o espaçamento que deverá existir entre os dedos do examinador. Em crianças, devido à sua pequena estatura, pode-se usar apenas o dedo polegar sobre o ponto Barriga para se tomar a pulsação. O importante é manter uma distância entre os dedos, que devem ficar relaxados quando pousados sobre os pontos.

Pressão do toque

A força a imprimir em cada ponto de localização para se perceber os pulsos varia com relação à massa física, à idade e ao sexo.

Quanto mais obeso for o paciente, maior a pressão para se conseguir localizar os pulsos, o que não quer dizer que o pulso de uma pessoa obesa seja mais profundo. Outro fator é a idade; quanto mais idoso o paciente, menor é a velocidade do sangue para percorrer as veias, por ter menos energia Yang que uma criança. Já as mulheres, por terem mais energia Yin que os homens, têm geralmente o pulso mais fundo que estes, o que não quer dizer que seja um pulso profundo.

Quanto à intensidade da pressão que se deve exercer ao pesquisar os pulsos, prefiro descrevê-la da seguinte maneira:

"*Elevar o pulso:*
quando o dedo fica exercendo apenas uma suave pressão sobre a pele.

Apoiar o dedo:
ao se realizar uma pressão maior, aprofundando o toque de modo que os dedos toquem os ossos e tendões.

Procurar o pulso:
uma posição intermediária que atinge apenas os músculos e as carnes."

Descreve-se, portanto, um pulso diferenciando-se a profundidade em que este está sendo localizado. Esse tipo de classificação será útil nos estudos que vamos considerar adiante.

Duração do exame

Quanto ao tempo necessário para se realizar um perfeito exame do pulso, alguns autores citam que o intervalo mínimo para a sua apreciação deve ser de um a três minutos em cada ponto ou o tempo para que sejam sentidas ao menos 50 pulsações. Porém, esse tempo varia de caso para caso, dependendo também de outras informações que o paciente estiver fornecendo e que poderão ser usadas para confirmar a análise dos pulsos que estarão sendo sentidos.

Uma descrição do padre Comte revela a meticulosidade desse exame e, através de seu relato, percebemos que não devemos apressar a avaliação:

"*Tomam o pulso de uma maneira que faria rir os que não estão habituados. Depois de haver aplicado os dedos sobre o pulso do enfermo, os afrouxam de pouco em pouco até que o pulso, detido pela pressão, retome seu curso normal. Recomeçam depois de um momento a apertar o braço como antes, coisa que repetem muitas vezes e por muito tempo. Em seguida, como a tocar um violino, elevam e descem sucessivamente os dedos, apoiando brandamente ou com força, umas vezes mais rápido, outras vezes mais lentamente... eles tomam as mãos do enfermo um quarto de hora, ora à direita, ora à esquerda, às vezes as duas ao mesmo tempo, e depois, como se sentissem inspirados, profetizam atrevidamente."*

É minha opinião que cada profissional tenha a liberdade de optar por um tempo adequado, lembrando sempre que o ideal é que o profissional responsável possa trabalhar de forma que prevaleça o bom senso, a sabedoria e o conhecimento acumulados em sua vivência pessoal.

Posição do paciente

- Acomodar o paciente, de preferência sentado, elevando suas mãos até a altura do peito. A região do tórax é onde se encontra o Aquecedor Superior e portanto o coração e os pulmões. Assim, o sangue e Ki circularão sem esforço, podendo ser mais bem avaliados.
- As palmas das mãos do paciente devem estar voltadas para cima e relaxadas, abrindo-se sobre a mão do médico sem esforço, o que indica que há plena passagem de Ki através dela e revela uma boa troca energética com o ambiente. Se as mãos do paciente estiverem contraídas, massageie o centro delas com movimentos circulares no sentido horário e anti-horário, abrindo dessa forma o canal de circulação da energia nos punhos.
- Se o pulso for quase imperceptível, apesar de a aparência do paciente não revelar sinais que indiquem um grande débito

de energias, apóie suavemente os dedos sobre os pontos de palpação dos pulsos e "chame" as pulsações com os seus dedos, como se estivesse puxando-as com a ponta dos dedos. Aos poucos elas irão surgir, permitindo sua avaliação, mas tornarão a se esconder após alguns segundos. Se isso acontecer, não significa que o pulso seja do tipo profundo ou fraco, mas que por algum motivo, como a própria ansiedade gerada pela conversa com o terapeuta, fica oculto em um plano mais profundo numa vibração diferente daquela que podemos sentir fisicamente.

Recomendações úteis

Como é praticamente impossível avaliarmos os pulsos da forma apropriada no horário mais adequado energeticamente, é importante que possamos realizar seu estudo da melhor forma, para garantir os melhores resultados. Alguns conselhos podem assegurar sua avaliação:

- Realizar o exame em ambiente calmo e arejado, permitindo o fluxo estável e controlado das energias corporais.
- O paciente deve estar em repouso físico e mental. Caso contrário, devemos aguardar que ele se acalme para só então iniciar o exame. Não realizar esse exame imediatamente após a entrada do paciente no consultório. Por estar diante do profissional que irá atendê-lo, as pulsações dos pacientes provavelmente estarão alteradas, o que afetará o julgamento do terapeuta. O próprio médico deve estar tranqüilo, consciente e concentrado na tarefa de avaliação.
- O paciente não deve ter ingerido alimentos pesados ou em demasia, nem ter bebido nada com teor alcóolico, mesmo que baixo, como cerveja. Caso o paciente tenha comido algo ou ingerido bebidas estimulantes como chá ou café, isso deve ser levado em consideração ao se fazer a avaliação do quadro clínico, pois pode afetar as pulsações.

- O melhor horário para se tomar o pulso é pela manhã, quando o paciente está descansado e em jejum. Esse é o horário em que as energias começam a fluir com maior intensidade e quando as energias Yang e Yin começam a trocar suas circulações do interior e exterior do corpo.

Relação com os Zang-Fu

Cada um dos pontos de avaliação dos pulsos está relacionado com um dos órgãos Zang e Fu do corpo. Dessa maneira, podemos analisar a quantidade das energias que estão circulando por cada um dos órgãos e de que forma essas energias dentro de cada um dos elementos é capaz de influenciar os outros. Se as energias dentro de um dos elementos não circula adequadamente, então as energias nos seus meridianos também não estarão circulando de forma apropriada. Um órgão é como um dique que mantém as águas retidas para serem usadas na irrigação de um campo onde se cultiva uma plantação.

Quando dizemos que há um vazio de energia é fácil compreendermos que há um quadro de doença. Se uma criança está com anemia, compreendemos que há um vazio ou esgotamento das energias de sangue. Se a plantação não recebe água, as plantas não crescem ou crescem sem vigor. Mas quando falamos em excesso de energia, podemos ficar intrigados. Afinal se há grande quantidade de energia, esta não torna o corpo forte? Contudo, o excesso nesse caso quer dizer também que não está havendo circulação da energia. Como na plantação, se as águas não circulam adequadamente, ficam estagnadas e apodrecem toda a plantação.

Assim, ao avaliarmos cada órgão isoladamente, podemos ter uma idéia não apenas da quantidade de energia que cada

Zang-Fu contém, mas se ela está circulando adequadamente, permitindo que a sua passagem pelos outros órgãos se faça de forma correta. Desde que começaram a se examinar as pulsações da artéria radial, existiram várias concepções com relação às correspondências dos órgãos e vísceras e sua distribuição.

Existem diferentes formas de se avaliarem os pulsos para se fazer um diagnóstico. A seguir estão relatadas algumas das formas mais conhecidas pelas quais é possível analisar o estado de saúde de acordo com os pulsos e os órgãos internos do corpo:

- De acordo com os três aquecedores
- Superficial e profundo
- Ayurvédica
- Tibetana ou tântrica
- Pulsologia constitucional
- Pelos Cinco Elementos, sendo esta última a que será usada no estudo dos pulsos neste livro.

Nos três aquecedores

O triplo aquecedor, que já foi estudado em um capítulo anterior, corresponde aos locais onde as energias vitais são transformadas no corpo e colocadas em movimento. Uma das mais antigas formas de correspondência entre os pontos de localização dos pulsos e os órgãos internos e meridianos do corpo considerava que:

- pulsos Pés serviriam para analisar o Aquecedor Inferior, portanto rins, bexiga e intestinos delgado e grosso.
- pulsos Barriga analisariam o Aquecedor Médio: estômago, baço, fígado e vesícula biliar.
- pulsos Polegar analisariam o Aquecedor Superior: coração e pulmões.

PULSOS SUPERFICIAIS E PROFUNDOS

Outra forma de análise dos pulsos de acordo com os órgaos internos do corpo costuma avaliá-los distribuindo-os de acordo com a profundidade em que eles eram encontrados durante a palpação. Teríamos então os pulsos distribuídos como:

Pulso esquerdo:

	SUPERFICIAL	PROFUNDO
CABEÇA	Coração	Intestino delgado
BARRIGA	Fígado	Vesícula biliar
PÉS	Rins	Bexiga

Pulso direito:

	SUPERFICIAL	PROFUNDO
CABEÇA	Pulmões	Intestino grosso
BARRIGA	Baço-Pâncreas	Estômago
PÉS	Circulação-sexualidade	Triplo aquecedor

Nesse tipo de arranjo, podemos verificar que os órgãos Yang (intestinos delgado e grosso, estômago, besícula biliar e bexiga) são todos localizados em profundidade, enquanto os órgãos Yin (coração, pulmões, fígado, baço e rins) são mais superficiais. Mas essa distribuição pode criar uma séria dificuldade aos que desejam se iniciar no estudo da Pulsologia. Como diferenciar, por exemplo, um pulso de coração profundo de um pulso superficial do intestino delgado?

Essa forma de análise é muito usada por profissionais que descrevem os pulsos apenas como fortes ou fracos, Yin ou

Yang, ou por mestres que não se limitam apenas à interpretação dos pulsos pelo que sentem à palpação. Se você estiver entre os primeiros, que limitam a sua interpretação dos pulsos, então é melhor considerar uma outra forma de analisá-los pois esse não é o objetivo o que me proponho nesta obra.

Pela medicina ayurvédica

Nessa técnica também se toma o pulso pela artéria radial, sendo que nos homens é analisado o pulso direito e nas mulheres, o esquerdo. Para que se entenda este tipo de análise, é importante saber o que se pesquisa nesse tipo de avaliação. Na medicina ayurvédica, o estado de saúde também é considerado pelo estado de equilíbrio de três formas de energias denominadas de *doshas*, e que são classificadas como:

Vatta - vento
Pitta - bílis
Kapha - muco ou fleuma

De acordo com a presença dessas energias no corpo de cada ser humano, podemos ter certas características físicas, mentais e emocionais que se manifestam no corpo e na personalidade individuais. Essas qualidades definem o *prakriti*, as constituições e potencialidades humanas em seu corpo.

Desse modo, os indivíduos em que vigoram as energias de *vatta* têm por natureza um corpo mais leve e magro, olhos pequenos e escuros, são ativos, ansiosos, imprevisíveis e de fala rápida. Os indivíduos *pitta* são de estatura média, têm olhos penetrantes, são agressivos e inteligentes. Já os indivíduos *kapha* têm o corpo forte e alto, pele oleosa e pálida, olhos grandes, mas são lentos e calmos em demasia, com fala lenta e monótona.

"Se o paciente tiver pulso fraco e tenso, isso indica uma constituição do tipo vatta, *sendo que quando adoece o pulso torna-se mais rápido.*
Quando o pulso for fino e forte, o paciente é pitta,
e quando adoece torna-se em corda ou tenso.
Já em um paciente kapha *o pulso é lento e profundo,*
e quando está doente seu pulso fica mais lento."

Em uma outra forma de avaliação, os pulsos são tomados como no método chinês, com os dedos indicador, médio e anular nos três pontos de palpação de ambos os braços. Se o pulso Pés for mais forte, então o paciente é do tipo *kapha*. Em um paciente de constituição *pitta*, o pulso é mais forte no ponto Barriga, enquanto no paciente *vatta* o pulso mais forte é no ponto Cabeça.

Técnica tibetana

Outra maneira de interpretar parecida com a anterior divide a polpa digital em metades proximal e distal, sendo considerada como a tomada do pulso da medicina tântrica ou tibetana, em que:

" Na mão direita, a metade distal do dedo indicador analisa o coração; a metade proximal analisa os intestinos.
A metade distal do dedo médio examina o baço e a proximal, o estômago.
A metade distal do dedo anular analisa o rim esquerdo e a metade proximal analisa o útero, a próstata e os testículos (Circulação-sexualidade).

Na mão esquerda, a metade distal do dedo indicador examina os pulmões;
a face proximal, o intestino grosso.
A metade distal do dedo médio examina o fígado e a metade proximal, a vesícula biliar.
A metade distal do dedo anular analisa o rim direito e a proximal, a bexiga urinária.

Porém, assim como a anterior, podemos perceber que essa também torna a percepção dos pulsos difícil por depender de um grau acentuado de sensibilidade do terapeuta que tem de sentir a diferença entre uma metade e outra da polpa dos dedos enquanto sente os pulsos.

Pulsologia constitucional

A acupuntura constitucional tem suas origens no mesmo conceito da constituição física, mental e emocional que cada pessoa possui de acordo com a qualidade de energias que governam o seu corpo. Porém, em vez de classificar três tipos constitucionais como na medicina ayurvédica, a acupuntura constitucional considera a existência de quatro biotipos de acordo com as quantidades de energias Yin e Yang, classificando-os dentro de quatro tipos biofísicos básicos:

- Tipo I: Tai Yang ou Neo-Sangüíneo
- Tipo II: Shao Yang ou Neocolérico
- Tipo III: Tai Yin ou Neomelancólico
- Tipo IV: Shao Yin ou Neofleumático

Nesses pulsos se usa o mesmo processo de palpação dos pulsos chineses, mas a pressão de palpação é mais profunda que na medicina chinesa. Pressiona-se a artéria até que não se sintam mais os batimentos dos pulsos, o que realmente nunca se consegue interromper completamente. Dessa forma, de acordo com o local em que se sentem as pulsações que não se interrompem classificam-se os estados constitucionais de cada paciente:

Tipo I: Pulso esquerdo - mais forte no ponto Pés
Pulso direito - mais forte no ponto Barriga

Tipo II: Pulso esquerdo - mais forte no ponto Cabeça
Pulso direito - mais forte no ponto Barriga

Tipo III: Pulso esquerdo - mais forte no ponto Barriga
Pulso direito - mais forte no ponto Barriga

Tipo IV: Pulso esquerdo - mais forte no ponto Pés
Pulso direito - mais forte no ponto Pés

Essas formas de distribuição dos órgãos serviram como base às demais maneiras com que outros autores foram descrevendo a análise dos pulsos e seus Zang-Fu correspondentes, não sendo observadas grandes alterações. O que mudou, melhorando realmente a análise dos pulsos, não foi a distribuição dos órgãos sobre os pulsos, mas a forma com que se passou a interpretá-los, segundo os Cinco Elementos.

Através dos Cinco Elementos

Temos então várias maneiras de analisar os pulsos, porém em todas podemos verificar conceitos em comum. O tipo de interpretação que iremos adotar neste livro segue o trabalho relacionado com o triplo aquecedor e com os Cinco Elementos. Nesse caso, também teremos a distribuição dos órgãos com seus respectivos elementos sobre os pulsos. Mas em vez de apenas apresentar a sua distribuição, prefiro descrever uma forma que explica como e por que houve a classificação dos elementos sobre os pulsos da forma como a conhecemos. Além da distribuição dos Zang-Fu de acordo com o triplo aquecedor, existe uma explicação que considero como a que melhor exemplifica as concepções iniciais que levaram os antigos a colocar os órgãos sobre os pontos na forma como a aceitamos atualmente. A maneira como esta distribuição é feita deve ser bem compreendida, pois é a chave que também permitirá estabelecer os princípios de Movimentação e Transmutação expressos desde o início do livro. Durante minhas aulas de Pulsologia, costumo apresentar a distribuição que mais se conhece e aceita os Zang-Fu nos pulsos:

Pulso esquerdo:

Ponto Cabeça - coração e intestino delgado
Ponto Barriga - fígado e vesícula biliar
Ponto Pés - rins e bexiga

Pulso direito:

Ponto Cabeça - pulmões e intestino grosso
Ponto Barriga - baço-pâncreas e estômago
Ponto Pés - Circulação-sexualidade e triplo aquecedor

Se eu pedir que você cubra o quadro acima e repita a relação que está apresentada, será que você poderá repetir as seqüências? Tente e, se não conseguir, tente novamente. Se conseguiu decorar o quadro, muito bem. Mas agora deixe-me fazer uma pergunta. Por que você acha que os orientais distribuíram os Cinco Elementos e os Zang-Fu dessa maneira? Provavelmente, no decorrer dos anos em que essa técnica foi sendo desenvolvida aqueles que se dedicavam ao seu estudo foram observando certos detalhes e coincidências que foram sendo incorporados ao estudo da Pulsologia, assim como da própria acupuntura e de toda a medicina oriental.

Para podermos conhecer esses princípios, que provavelmente foram sendo corroborados em relação à distribuição dos órgãos Zang-Fu nos pulsos, é importante que antes façamos algumas considerações. Uma delas consiste em sabermos, por exemplo, se nossa mão direita é Yin ou Yang.

Mão Yin e Mão Yang

Antes de você responder à pergunta feita no capítulo anterior, deixe-me fazer uma outra. Assim como temos lados direito e esquerdo, também temos o lado da frente (ou ventral) e o de trás, nas costas (ou dorsal). Se eu perguntar qual dos lados é Yang, provavelmente você irá pensar: "Ora, nosso rosto é que expressa nossas emoções, sentimentos e, além disso, é com a parte anterior do nosso corpo que nos comunicamos e relacionamos com os outros. Como o Yang é o lado da luminosidade e do calor, então o lado da frente de nossos corpos deve ser Yang, certo?" Se você pensa dessa forma, sinto informar que está errado. Para os chineses, nossas costas são Yang e nosso ventre é Yin.

Alguns autores justificam que nossas costas são Yang pois, se observarmos os quadrúpedes como os cavalos, eles têm as costas aquecidas pelo Sol, sendo portanto Yang, enquanto seu ventre por não ser aquecido, é de natureza Yin. Do mesmo modo, a parte de cima dos nossos corpos, a cabeça e o tórax, são Yang em relação a nossos pés e abdome, pois recebem os raios do sol antes que estes atinjam a parte inferior de nosso corpo. Mas o que é que nós temos a ver com um cavalo?

As respostas para essa pergunta estão distantes no tempo. Os antigos, para saberem as horas do dia, acompanhavam o movimento do Sol no firmamento. Para saberem a chegada da próxima estação do ano, acompanhavam as mudanças da Lua e das estrelas. O movimento dos astros era portanto como uma mensagem dos deuses que habitavam o Céu e que influenciavam tanto as mudanças da Mãe-Terra quanto as de seus habitantes. Em um ponto da esfera celeste, os chineses notaram uma estrela singular, que se mantinha aparentemente fixa em um único ponto no céu. Essa estrela é chamada de Polar e, de fato, permanece sobre o pólo norte terrestre. Os antigos chineses observaram que oito outras estrelas de maior magnitude giravam ao redor da estrela Polar. De acordo com sua posição em relação a essa estrela central, formavam alinhamentos que mais tarde foram interpretados e classificados dando origem aos oito trigramas básicos do I Ching.

Dessa forma, o norte terrestre foi considerado como a "Morada dos Deuses", de onde influenciavam a vida de todos os mortais, segundo as leis da transformação do karma incorporadas ao I Ching. Assim, por ser a "Morada dos Deuses", o Norte é considerado Yang, e o Sul Yin. Mas, segundo um princípio hermético alquímico, "tudo o que existe acima, encontra um reflexo abaixo", também os trigramas celestiais têm sua contraparte na Terra.

Dizem as lendas que o Imperador Sagrado Fu Hsi encontrou os sinais dos trigramas do I Ching, tais como os conhecemos em seus símbolos de barras sobrepostas, inscritos no dorso de uma tartaruga celestial que saiu de um rio ao seu encontro. A tartaruga é um dos animais sagrados no Oriente e representa, assim como o Homem, a própria Terra.

Seu casco de cima, assim como a cabeça do Homem, é arredondado, como a abóbada celeste, e o de baixo achatado, como a superfície da Terra e a sola dos pés humanos. A Tartaruga Celestial é portanto representante das forças da Terra, tanto que não necessita dos alimentos que ela fornece, nutrindo-se unicamente do ar que respira. Suas costas recebem a luz do Sol, sendo portanto Yang, enquanto que para receber a energia Yin da Terra, basta recolher suas patas e encostar seu ventre, que é Yin, no solo. Como arquétipo da Terra, todos os outros seres vivos, inclusive as pessoas, têm essa mesma característica de transformação das energias primordiais, isto é, têm o dorso Yang e o ventre Yin.

Bem, agora que pudemos entender o motivo de os chineses considerarem as costas Yang e o ventre Yin, vamos retornar à pergunta: sua mão direita é Yin ou Yang? Se a resposta foi Yang, saiba que você errou novamente.

Todos já nos acostumamos a aceitar que a mão direita do homem é considerada a do lado positivo, o lado da Justiça e da Pureza; enquanto a mão esquerda é chamada de canhota, sinônimo de inabilidade, daquilo que é desajeitado ou sem valor. Entretanto, os estudiosos das medicinas orientais consideram o lado esquerdo Yang.

Voltando suas costas, cuja natureza é Yang, para o pólo norte terrestre, que também é Yang, à sua frente estará o Sul, que é Yin, como o seu ventre. O Sol, sinal da vida na Terra, da luz e do calor, irá nascer ao Leste, isto é, do seu lado esquerdo. Ao atingir o ponto máximo no Céu, inicia-se seu declínio, o dia tornando-se noite, onde vigoram a Lua, a escuridão e as forças Yin. O Sol se põe no lado direito. Dessa forma se explica porque os orientais consideram o lado esquerdo Yang e o direito Yin.

Entretanto, essa relação só pode ser aplicada neste que é chamado de Céu Posterior, onde nós mortais vivemos, pois no chamado Céu Anterior, o lado direito é Yang e o esquerdo Yin. Em um conceito místico religioso cristão pode-se avaliar essa inversão quando se diz que Cristo está sentado à direita do Todo-Poderoso. Se parece confuso, algo de interessante chama a atenção por ter uma comprovação científica, no nosso cérebro, é o hemisfério direito que controla os movimentos do lado esquerdo do corpo e o hemisfério esquerdo que controla os do lado direito. Isto é, é nosso Céu Anterior direito, o hemisfério cerebral direito, que controla nosso Céu Posterior esquerdo, o lado esquerdo do nosso corpo, com o qual agimos neste mundo para trabalharmos nosso karma. O hemisfério cerebral esquerdo controla nossas funções corporais do lado direito. É por essa razão que nosso punho direito é considerado Yin e o esquerdo, Yang.

Por fim, se agora você voltar sua mão esquerda (Yang) para o lado Yang da Terra (Norte), seu rosto será iluminado pelo Sol e todas as sombras de sua vida ficarão para trás.

Confuso ou mais esclarecido? Na medicina oriental, mais importante que estudar e ter as respostas na ponta da língua, é entender o que está sendo ensinado.

Os Cinco Elementos na Pulsologia

Sabendo qual é a mão Yin e qual é a Yang e os motivos dessa classificação, estamos prontos para compreender os motivos pelos quais foram distribuídos os órgãos Zang-Fu nos pontos de palpação dos pulsos. Vamos recordar portanto como os órgãos estão colocados nos pulsos:

Pulso direito:

Ponto Cabeça - coração e intestino delgado
Ponto Barriga - fígado e vesícula biliar
Ponto Pés - rins e bexiga

Pulso esquerdo:

Ponto Cabeça - pulmões e intestino grosso
Ponto Barriga - baço-pâncreas e estômago
Ponto Pés - circulação-sexualidade e triplo aquecedor

O ciclo das energias nos pulsos será estudado inicialmente emergindo da mão esquerda (mão Yang). Para os orientais, assim como o Sol nasce na direção apontada por essa mão, a energia que dá vida aos homens e mulheres também estará se manifestando nessa mesma mão. Essa energia, que representa o início da vitalidade no corpo, é a energia primordial formada pela união das energias sexuais recebidas dentro do útero no momento da concepção e que se deposita no interior dos rins (elemento Água) do embrião que se forma. Mas qual dos três pontos de palpação – Cabeça, Barriga ou Pés – no pulso corresponderia a esse elemento?

A energia que percorre os meridianos segue de dentro do corpo em direção às extremidades — as mãos e os pés —, onde será transformada. Assim, o meridiano dos pulmões, de natureza Yin, segue em seu trajeto superficial de seu ponto inicial no tórax em direção às mãos, onde a energia se transmuta, seguindo pelo meridiano do intestino grosso, de natureza Yang. As mesmas transformações vão acontecendo entre os outros canais de energia e seus meridianos acoplados. Dessa forma, sabemos que a energia, principalmente a das mãos, segue no sentido centrífugo, isto é, de dentro para fora do eixo central do corpo, em direção às extremidades (mãos e pés). Ou, de modo mais simples, todos os meridianos que percorrem a face anterior dos braços – pulmões, coração e circulação-sexualidade – se dirigem do tronco para as mãos, sendo este o sentido da energia que busca se transformar de Yang em Yin. Por isso também se estuda a energia nos pulsos nesse sentido, do tronco em direção às mãos.

Assim, a energia nos pontos dos punhos segue do ponto Pés em direção ao ponto Cabeça. Por esse motivo, é no ponto Pés da mão esquerda que se manifesta a energia onde estão armazenadas as forças vitais primordiais do Homem, do elemento Água e do órgão Zang rins.

Lembre-se portanto de que:

O PONTO PÉS DA MÃO ESQUERDA REPRESENTA A ENERGIA DO ELEMENTO ÁGUA.

Seguindo o ciclo de Criação dos Cinco Elementos, vemos na mão esquerda que os outros pontos correspondem a:

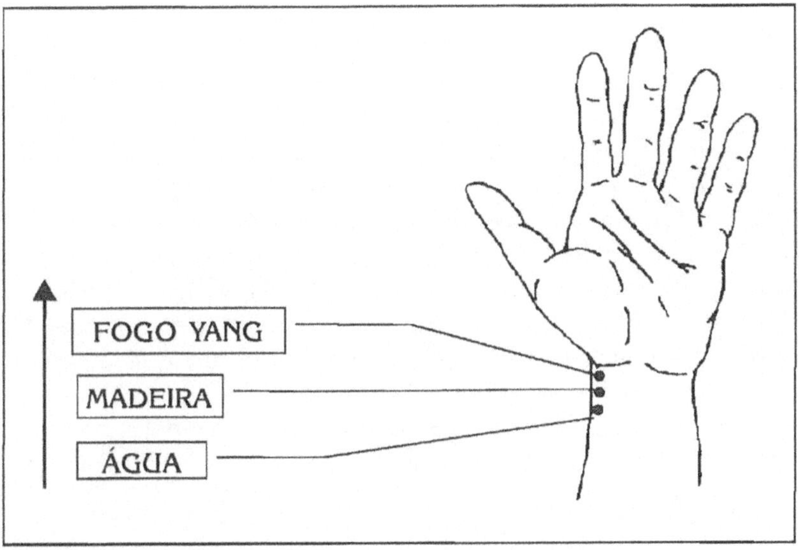

O elemento Fogo que se manifesta no ponto Cabeça da mão esquerda é chamado de Fogo Yang, sendo que o órgão Zang relacionado com ele é o coração, a "Morada do Shen". O *Shen* pode ser traduzido como "espírito", mas na verdade trata-se mais da "consciência de que se está vivo". Dessa forma, depois que a energia vital se forma e nasce nos rins, dando origem ao princípio da vida em um embrião em formação no útero materno, o primeiro órgão que atua no processo de continuidade da existência é o coração. Vale também lembrar que na concepção taoísta da "alquimia interna dos três aquecedores", o Aquecedor Superior, onde está alojado o coração, é representado pelo forneiro celestial, o Sol, que é apontado pela mão Yang do lado direito.

Já no lado esquerdo temos a mão Yin. O primeiro ponto de palpação é a manifestação da energia do Fogo Yin, do Aquecedor Inferior. Esse é representado pelos Zang-Fu do triplo aquecedor e da circulação-sexualidade. Eles são os representantes da força de movimentação e transformação das energias que têm de adotar essas qualidades após terem se manifestado no corpo a partir das energias depositadas nos rins e no coração. Enquanto a energia do Fogo Yin não se manifesta, as energias dos rins e do coração não se misturam, e sem isso a vida não se desenvolve, permanecendo estagnada em um único estágio. Por estar no Aquecedor Inferior da mão Yin, geralmente se relaciona a circulação e transformação das energias ao trabalho que é exercido pela placenta no útero, trocando o conteúdo no sangue que circula entre a mãe e a criança através do cordão umbilical, que teria quase a mesma função do coração, ao mesmo tempo que tem sua inserção no abdome da criança em um ponto que os chineses consideram como "entre os rins".

Seguindo o ciclo de Criação dos Cinco Elementos, veremos que os outros pontos no pulso direito correspondem aos elementos:

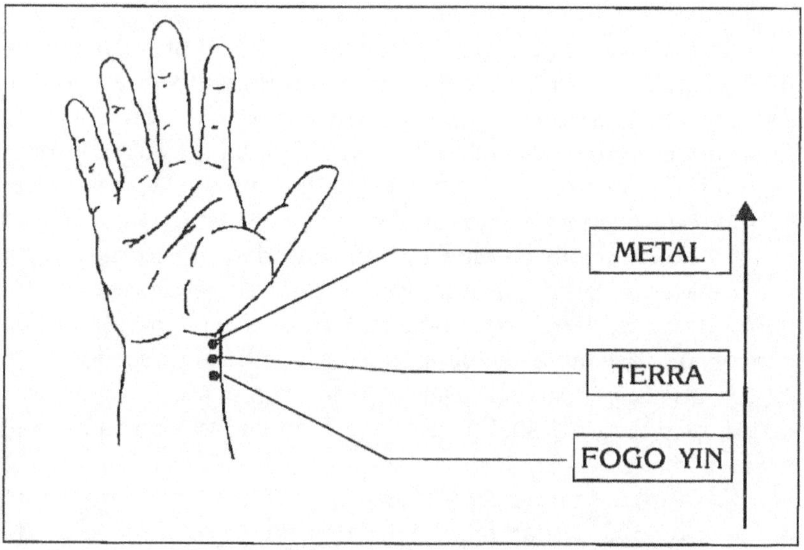

O ponto Cabeça da mão Yin representa o elemento Metal, em que se manifesta a energia do Zang Pulmão. As energias então se completam dentro de um ciclo que se iniciou nos rins (energia primordial), seguindo para o coração ("Morada do Shen") e depois para o triplo aquecedor e circulação-sexualidade (movimentação e transformação) chegando finalmente aos pulmões, onde a energia celestial preenche o corpo com o verdadeiro Espírito Vital.

Os termos chi, ki e prana, usados respectivamente nas medicinas chinesa, japonesa e hindu, podem ser traduzidos como energia vital. Contudo, em sua definição original eles significam "respiração" ou "sopro vital". Essa mesma definição pode ser encontrada em outras religiões, como na cristã e judaica, quando dizem que Deus, após ter criado o homem, teria "soprado vida em suas narinas".

Assim, os Cinco Elementos manifestos nos pulsos podem ser estudados dentro do ciclo dos elementos, de modo que podemos visualizar a circulação das energias em seu processo de criação e dominação. Podemos entender dessa maneira como o pulso pode nos revelar o trajeto da energia circulando entre os órgãos internos do corpo. Se por exemplo tivermos o pulso em Madeira fraco, e o pulso em Fogo Yang também fraco, enquanto o pulso em Água estiver forte, poderemos deduzir que a energia que deveria estar vindo de Água para alimentar Madeira não está passando. Assim como também não está seguindo para Fogo Yang.

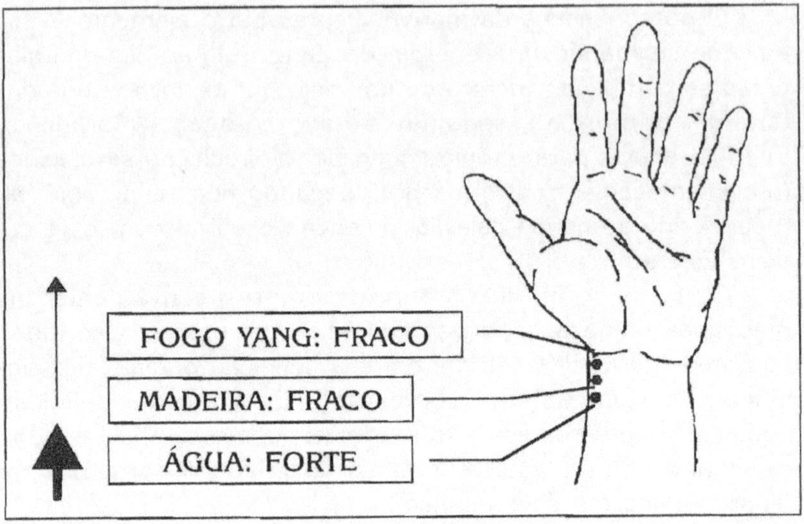

Por outro lado, se o pulso em Água e Madeira estiver fraco e em Fogo Yang estiver forte, saberemos que a energia de Água e Madeira estará sendo roubada pelo elemento Fogo Yang.

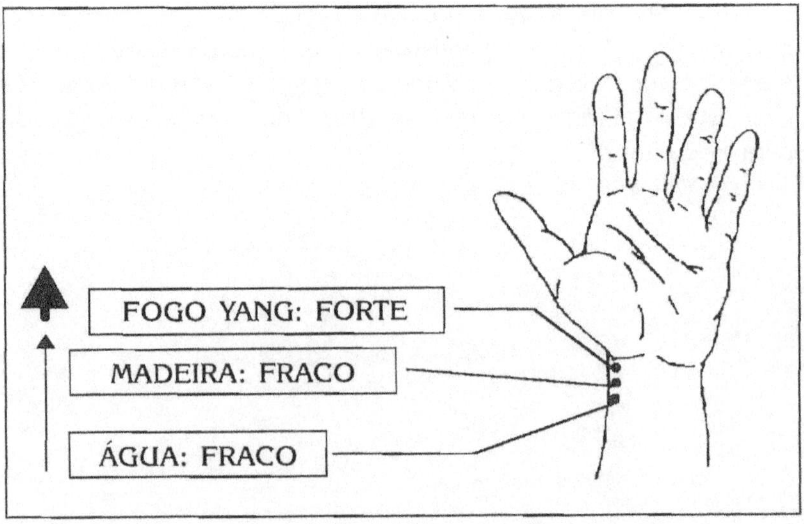

Esses exemplos são bem simples mas já ajudam a esclarecer o que de fato se espera ao estudar os pulsos. Não apenas a observação da potência de suas batidas, mas também a qualidade do que representam. É necessária uma observação do modo como as energias migram pelos órgãos Zang e Fu, através dos Cinco Elementos e dos meridianos internos e externos do corpo. A energia circula pelos órgãos e vísceras e percorre os meridianos, transmutando a natureza das energias Yin e Yang e ao mesmo tempo se inter-relaciona através de meridianos e órgãos acoplados e mecanismos de geração e dominação de energias entre os Cinco Elementos e Zang-Fu. São esses ciclos de energia que estão representados nos pulsos que nos "falam" como está o equilíbrio das forças vitais no organismo. Conhecer essa linguagem é o objetivo do estudo da Pulsologia.

Dessa forma, convém sempre lembrar que os pulsos não devem ser estudados apenas com relação à quantidade de energia, qualificando-os como mais fortes ou fracos, superficiais ou profundos. As energias possuem um movimento que deve ser estudado e compreendido à medida que influenciam umas às outras dentro da forma dos elementos que as contêm.

Ao classificar os variados tipos de pulsos estudados nas medicinas orientais, desde a ayurvédica até a chinesa, o que se pretendia não era apenas a quantificação dessas energias no corpo, mas compreender o seu estado dentro de cada um dos órgãos e como elas, que deveriam estar em perfeito equilíbrio dinâmico, se mantinham no interior do organismo levando a um estado de saúde ou doença.

Ki Gong – O estudo das energias vitais na Pulsologia

Mais do que uma mera identificação das quantidades de energia que estão circulando pelos órgãos Zang e Fu do corpo, a Pulsologia traduz a presença da energia vital Ki no organismo. Através dos pulsos podemos verificar como está a situação energética de cada órgão e de como, havendo uma alteração nos níveis energéticos de um órgão ou víscera isolados, pode ocorrer o comprometimento de todo o organismo. A essência da vida em um corpo segundo a filosofia oriental não está associada apenas à presença da energia vital Ki.

É necessário que a energia vital se apresente em movimento, circulando em todos os níveis. Internamente, através dos órgãos internos, criando um ciclo alquímico que purifica as essências adquiridas por meio dos alimentos e do ar que respiramos. Externamente, circulando pelos canais ou meridianos de energia, os quais podem ser manipulados por meio da massagem ou da acupuntura. Perifericamente, em todos os corpos energéticos que circundam o corpo físico.

A circulação da energia vital por meio de todas essas estruturas é conhecida como Ki Gong – ou ainda como Ki Kung, Chi Kun ou Tchi Kun – e pode ser traduzida literalmente como "trabalhar a energia". Podemos encontrar o Ki Gong nos exercícios preparatórios do Tai Chi Chuan e de outras artes marciais orientais; em técnicas de massagem; na acupuntura; nas curas de emissão do Ki pelas mãos, tais como a Cura Prânica e o Reiki; nas Cerimônias do Chá e outros rituais.

Enfim, Ki Gong significa "movimentar a vida com um fio de energia". Na Pulsologia, se emprega a energia Ki para se compreender a energia Ki. Um praticante de acupuntura, ao compreender como ocorre a passagem da energia vital pelos meridianos, pode antever o que acontecerá com essa energia ao sentir o pulso, prevendo sinais ou sintomas de doenças que podem vir a incomodar a tranqüilidade e prosperidade de um paciente, além de sinais de alterações energéticas que tenham deixado seqüelas.

São muitos os casos em que mestres em artes terapêuticas como a acupuntura, ao sentirem os pulsos de seus pacientes, mencionam que sabem de uma cirurgia, como a remoção do apêndice ou dos rins, ou de um acidente grave com a fratura de alguma perna ou outra parte do corpo, sem que estes lhes houvessem contado. Outros chegam mesmo a relatar situações que não parecem ter qualquer relação com seus sintomas físicos mas que envolvem um problema emocional, familiar ou de sua vida íntima, e que mostram uma influência maior do que aparentavam.

Essas situações entretanto não são comuns, pois dependem de uma grande percepção do terapeuta que analisa o pulso. Nota-se com facilidade nesses casos que não basta a simples avaliação do estado quantitativo das energias nos órgãos e vísceras Zang-Fu de um paciente para traduzir toda essa gama de informações. Vemos que o estado físico de um paciente sempre esteve e estará atrelado ao seu estado emocional. Os vários corpos de energia estão associados uns aos outros. Por isso, os antigos mestres orientais associavam o espírito *Shen* ao coração. Assim como os iogues chegaram a associar os chacras de energia às principais glândulas hormonais do organismo, sem que soubessem de sua existência.

Ki Gong está relacionado com movimento e controle da respiração, da circulação sangüínea e da energia vital Ki. Por meio de exercícios e mentalizações podemos movimentar a energia de forma a promover sua perfeita circulação nos meridianos. Seus efeitos podem ser sentidos nos pulsos, sendo que notamos dessa forma como a energia em movimento e purificada nessa circulação se mostra mais revigorada e plena de forças. Quando o Ki está forte e circula livremente pelos meridianos, o corpo se move com mais vigor, pois o coração está pleno de energia; o baço alimenta os músculos que vibram e tremem; as pernas sentem-se cheias, pois o fígado controla os tendões; o rosto se ilumina e no corpo se sentem formigamentos, pois a pele é governada pelos pulmões; os ossos se movem graciosamente quando os rins estão cheios de Ki.

Mas se a energia não se move adequadamente, circulando com pressa e não alimentando adequadamente os órgãos Zang-Fu, ou se desvia de seu caminho comum, não suprindo as necessidades do organismo, então descobriremos por meio dos pulsos o que está acontecendo. Teremos um pulso apressado de um órgão que não está sendo alimentado adequadamente, por pressa do órgão-mãe que tem de alimentá-lo. Ou encontraremos aquele órgão que, por negligência, não alimenta seu órgão-filho. Sabendo onde o inimigo está, podemos encontrá-lo com facilidade em vez de sair à sua procura por toda parte.

Contudo, assim como no Ki Gong, para se aprender de fato a Pulsologia, devemos praticá-la muito, e praticá-la sempre. Tanto em um quanto no outro não devemos ter pressa para encontrar resultados, mas antes fluir através desse conhecimento e introduzi-lo aos poucos em nossa prática diagnóstica cotidiana. Procure "ver" o pulso como se fosse um velho mestre, que não ensina por palavras diretas, mas por enigmas e parábolas. Um verdadeiro Mestre também não ensina tudo ao seu discípulo, pois só assim este poderá se tornar um Mestre. Aqui estarão sendo demonstradas as noções necessárias para que você possa compreender a Pulsologia, no mais, dependerá apenas de sua prática e vontade.

O Pulso normal e suas variações

O pulso pode ter inúmeras variações, dentro de certos limites, que devemos levar em consideração quando queremos denominá-lo "normal". Devemos lembrar que todos somos diferentes tanto física quanto emocional e energicamente. Cientes dessas restrições, constatamos que alguns aspectos dos pulsos podem ser considerados dentro dos limites da normalidade e encontrados em todas as pessoas. Um pulso é considerado normal quando apresenta as seguintes características:

- Freqüência de 4 pulsações por ciclo respiratório (um ciclo respiratório completo inclui uma inspiração seguida de expiração).
- Ritmo suave e sem sobressaltos.
- Intensidade vigorosa, tanto à palpação superficial quanto em profundidade.
- Sensível em todos os pontos de pesquisa.

Os fatores que mantêm um limite estreito entre o que se considera um pulso normal podem ser encontrados nos chamados pulsos básicos.

As mulheres, por terem mais energia Yin do que Yang com relação aos homens, que têm mais Yang que Yin, apresentam o pulso normalmente mais fraco que os homens. Em compensação, o pulso das mulheres é mais rápido. Já nos homens, o pulso bate com maior vigor, mas com maior lentidão. Acredita-se na filosofia chinesa que seja por esse motivo que as mulheres são mais emotivas e os homens mais racionais.

Quanto mais jovem o indivíduo, mais rápido será o pulso. Nos recém-nascidos e crianças até 6 meses de idade, o pulso é descrito como "rápido como o de um passarinho". Nos idosos e pessoas com constituição física frágil ou débil, a pulsação será fraca e mole, devido a um maior desgaste de Ki dos rins.

Os pulsos podem apresentar alterações de acordo com as estações do ano, sendo que:

> "*...na primavera o pulso torna-se ligeiramente rugoso nas pessoas sadias;*
> *no verão tende a ser ligeiramente em gancho;*
> *na quinta estação torna-se ligeiramente liso;*
> *no outono está ligeiramente fino e superficial; e*
> *no Inverno adquire características mais profundas.*
> *Saiba também que na primavera e verão, o pulso esquerdo (Yang) é ligeiramente amplo,*
> *enquanto no outono e Inverno, o pulso direito (Yin) é o que se torna ligeiramente mais amplo.*"

Existem ainda outros fatores que podem vir a provocar alterações no pulso normal, tais como:

- Atividade física ou mental desgastante, com a perda de energia nutriente.
- Após relação sexual, com a perda de energia dos rins (primordial) por meio do sêmen. Nas mulheres a perda dessa energia é mais lenta, sendo maior apenas durante as gestações.
- No período menstrual, com a perda do sangue.
- Após grande ingestão de alimentos ou bebidas alcoólicas, pela congestão da energia dos alimentos e no trabalho de sua transformação.

- Numa súbita acentuação das "cinco emoções" ou dos "sete sentimentos", com o extravasamento ou estagnação das energias.

Todas essas alterações têm caráter transitório, são consideradas normais dentro desses parâmetros, e desaparecem após breve período. Caso permaneçam, indicam uma alteração no ciclo das energias pelos meridianos, causando alterações nos pulsos que auxiliarão no diagnóstico da causa de sua instalação e a melhor maneira de corrigir o desequilíbrio das energias relacionadas.

As variações dos pulsos normais e dos outros tipos de pulsos sempre foram desconsideradas pela medicina ocidental, e até mesmo por muitos terapeutas que se dedicam à acupuntura, por serem consideradas um meio de análise muito subjetivo, dependendo muito da interpretação pessoal de cada pesquisador. Certamente um pulso pode parecer fraco para uns e normal para outros. É por esse motivo que os orientais avaliam os pulsos levando em consideração uma análise de quantificação e de qualificação.

Em um teste realizado entre três proeminentes acupunturistas chineses, foi feita uma comparação de suas interpretações dos pulsos de um mesmo paciente, cujo histórico clínico nenhum dos três conhecia. O resultado foi que os três descreveram os pulsos de modos diferentes uns dos outros. Somente por isso os médicos ocidentais já declarariam que, a Pulsologia não poderia ser considerada uma prática diagnóstica de confiança. Contudo, ao serem analisadas as interpretações dos pulsos segundo as regras dos Cinco Elementos e dos Três Aquecedores, o diagnóstico dos três mestres coincidiu apesar de abordados sob pontos de vista diferentes. O ser humano é múltiplo em suas manifestações físicas, mentais e emocionais, por isso presenciamos tantas interpretações diferentes, devendo ser levado em consideração de forma integral e completa.

Diz uma antiga história que muito tempo atrás, na Índia, quatro cegos foram levados a um parque e, no caminho, se depararam com um elefante. Nenhum deles tivera antes contato com esse animal e se puseram a palpá-lo. Cada um o descreveu segundo a parte do seu corpo que tocava. O que segurou a cauda disse que se tratava de um animal fino como uma minhoca. O que tocava a tromba disse que era grosso e flexível como uma serpente. Aquele que tocava as pernas disse que era roliço como as colunas de um templo, e o que segurava as orelhas disse que o elefante era uma ave de asas enormes e delgadas. Qual deles estava certo? Com certeza os quatro, assim como estavam corretos os mestres que examinaram o pulso do paciente. De fato, a Pulsologia é uma ciência inexata e subjetiva. Mas não é a própria medicina uma arte inexata, por tratar de um dos seres mais imperscrutáveis que Deus criou sobre a Terra?

A partir então do pulso normal, que pode apresentar características básicas Yin e Yang, foram diferenciadas outras características dos chamados "pulsos básicos", que por sua vez são os alicerces de classificação dos outros tipos de pulsos descritos na Pulsologia chinesa.

Classificação dos pulsos

Além dos oito pulsos básicos, são descritos ainda 20 tipos de pulsos, chegando-se a um total de 28 pulsos diferentes. Eles podem ser encontrados com nomes diferentes em outros livros e tratados, pois variam segundo a interpretação, época ou escola de formação de cada autor.

Torna-se difícil, por esse motivo, fazer uma relação que cruze os dados referentes aos diferentes tipos de pulsos descritos. Não é intenção deste livro descrever todos eles, mas sim fornecer as noções que permitam a interpretação de outros pulsos, inclusive aqueles que não são descritos neste trabalho.

Os pulsos descritos neste trabalho são denominados:

1. Forte
2. Fraco
3. Rápido
4. Lento
5. Regular
6. Irregular
7. Superficial
8. Profundo
9. Intermitente
10. Alternado
11. Atado ou amarrado

12. Disperso
13. Cheio ou pleno
14. Vazio
15. Oco
16. Amplo
17. Fino
18. Tenso
19. Em corda
20. Mole
21. Em talo de cebolinha
22. Em gancho ou de pescador
23. Acelerado
24. Sólido ou em pedra
25. Longo
26. Curto
27. Liso ou escorregadio
28. Rugoso

Os vários tipos de pulsos na medicina chinesa podem ser combinados entre si formando mais padrões com interpretações diferentes. Contudo o conhecimento dos 28 tipos de pulsos aqui apresentados, desde que compreendidas as suas intenções quanto ao tipo de informação que são capazes de fornecer, são mais do que suficientes, pois garantem a compreensão da sua formação e o seu significado. Muitos alunos durante as aulas práticas se deparam com pulsos que percebem ser diferentes dos 28 tipos descritos, mas por saberem o que os pulsos querem lhes dizer sobre o que se passa dentro do corpo, acabam por compreender o seu significado, chegando mesmo a "batizá-los" com nomes que representam o seu sentido. Batizar um pulso é como colocar um apelido em uma pessoa que tenha um nome de pronúncia difícil.

Lembre-se de que os pulsos não são apenas a característica de um organismo, mas de um ser vivo. Isso que dizer que por meio dele são transmitidas informações relacionadas não apenas com seu estado orgânico, mas que também variam de acordo com as suas sensações e sentimentos, podendo ser alteradas por esses motivos. Um pesquisador atento deve considerar as oscilações que esses estados podem imprimir nos pulsos e levá-las em consideração durante sua avaliação. A Pulsologia não é uma arte precisa no sentido racional ou matemático. Um e um nunca serão sempre dois, pois sempre haverá influências externas e internas a ser consideradas. Mesmo a presença do médico durante a avaliação pode prejudicar o exame. Essa questão é muito semelhante a um paradoxo discutido na física quântica.

Se um cientista analisar um átomo com um instrumento sensível como um *laser*, ele sabe que os resultados obtidos, não serão o que realmente querem dizer, pois o átomo, ao ser submetido ao *laser*, teve sua estrutura alterada. O físico deve levar em consideração essa variação artificial para conhecer a real natureza do átomo. Contudo, na física quântica observou-se que ainda outro fator deve ser considerado. Apenas o fato de o pesquisador iniciar a avaliação do átomo já era suficiente para que ele se alterasse. Era como se houvesse uma influência subconsciente do avaliador sobre o experimento. Pode parecer fantasioso, mas seria por isso que os alquimistas, na etapa final da obtenção da "pedra filosofal", costumavam sair do recinto onde se daria a conclusão da Obra Magna, para que sua presença não interferisse na etapa mais importante do trabalho.

Muitos acupunturistas costumam deixar seus pacientes a sós após terem inserido as agulhas. Dizem que é necessário deixar que as agulhas conversem com os pacientes; dessa forma o tratamento obtém um melhor resultado e as energias não se perdem, ficando mais ativas. Os pulsos possuem variações que devem ser consideradas de acordo com cada situação. Os que já presenciaram um mestre acupunturista medindo um pulso puderam observar que ele se concentra a ponto de não estar "presente" à avaliação. É como se ele se retirasse do local do exame. Não há interferência. Isso é o que se produz nos estados de Wu Wei, que significa "não fazer". Nos estudos de taoísmo que desenvolvemos, esse estado é conhecido como um dos mais importantes da cultura filosófica e religiosa no Oriente.

Wu Wei é a ação na não ação. Isso não quer dizer que exista a inércia ou a imobilidade, mas que essa se manifesta sem que tenhamos consciência de a termos realizado, pois parte de nosso espírito, e não de nosso intelecto. Seu conceito é de difícil compreensão para os ocidentais, pois mais que entendida ela deve ser sentida. Uma obra que considero importante aos que desejam ter um acesso a essa compreensão é *A Arte Cavalheiresca do Arqueiro Zen,* de E. Herrigel, em que o autor descreve suas experiências quando decide estudar o Zen no Japão e o faz por meio da arte sem arte do arco e flecha. No Kyudô ("o caminho do arco") o aluno deve distender o arco e deixar que a flecha seja atirada quando o seu espírito assim o desejar, e não quando sua mente ordenar.

> *"Sentei-me numa almofada, diante do mestre que, em silêncio, ofereceu-me chá. Permanecemos assim durante longos momentos. O único ruído que se ouvia era o do vapor da água fervendo na chaleira. Por fim, o mestre se levantou e fez sinal para que eu o acompanhasse. O local dos exercícios estava feericamente iluminado. O mestre me pediu para fixar uma haste de incenso, longa e delgada como uma agulha de tricotar, na ateira diante do alvo. Porém, o local onde ele se encontrava não estava iluminado pelas lâmpadas elétricas, mas pela pálida incandescência da vela delgada que lhe mostrava apenas os contornos. O mestre "dançou" a cerimônia. Sua primeira flecha partiu da intensa claridade em direção à noite profunda. Pelo ruído do impacto percebi que atingira o alvo, o que também ocorreu com o segundo tiro. Quando acendi a lâmpada que iluminava o alvo constatei, estupefato, que não só a primeira flecha acertara o centro do alvo, como a segunda também o havia atingido, tão rente à primeira que lhe cortara um pedaço no sentido do comprimento."*

Ao praticar a Pulsologia devemos guardar o mesmo distanciamento mental e não permitir que nos isolemos de nosso paciente. Assim como o Mestre de Kyudô que se transforma em arco, flecha e alvo atingindo o estado de Wu Wei, devemos também nos integrar ao paciente e a todo o momento em que o temos presente. Somente assim poderemos avaliar completamente o pulso e seus significados.

A seguir estudaremos detalhadamente cada um desses pulsos com algumas interpretações de seus significados conforme foram analisados em pacientes reais. É importante que se mantenham os conceitos básicos da medicina oriental, sem os quais não será possível compreender esses significados.

Pulsos básicos

Existem no estudo da Pulsologia oito pulsos considerados básicos, que encontram-se fundamentados nas energias vitais do Yin e Yang e são baseados na interpretação dos Pa Kua ou Oito Destinos (Signos). No "I Ching – o Livro das Mutações" – encontramos as primeiras representações dos trigramas associados a essas energias primordiais consideradas de autoria do Imperador Divino Fu Hsi. Esses símbolos teriam sido entregues a ele por uma Tartaruga Sagrada que emergiu de um rio. Cada trigrama é formado por um conjunto de três linhas sobrepostas. As linhas interrompidas são consideradas como Yin, e as contínuas são Yang. Os nomes de cada trigrama podem ser encontrados nos diagramas abaixo, nos quais se pode observar que há dois arranjos diferentes mostrando a inter-relação que os trigramas têm entre si:

Seqüência primordial ou do Céu Anterior

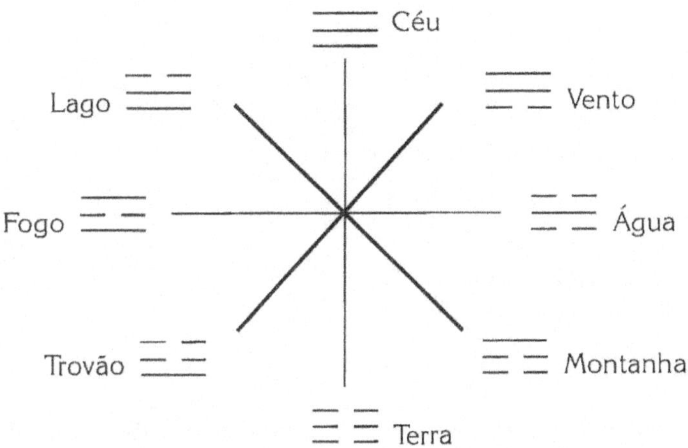

O arranjo do Céu Anterior mostra a disposição dos trigramas em pares de energias opostas. Assim como os Cinco Elementos, cada trigrama mostra uma combinação das energias Yin e Yang, as quais podem estar em harmonia como na seqüência acima, demonstrando o estado de perfeito equilíbrio estático do Universo, ou podem estar colocados de outras formas, associando as energias ao caos da mutação. No entanto, como podemos ver no diagrama do Céu Posterior, as energias dispostas não indicam um caos sem sentido, mas uma seqüência em que também podemos perceber um equilíbrio.

Seqüência do Céu Posterior

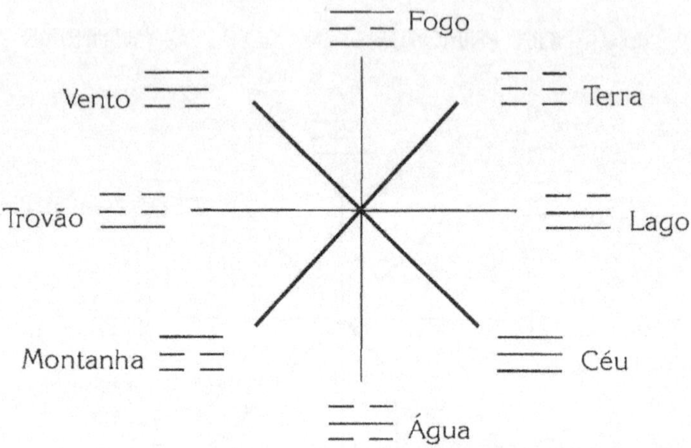

Esses arranjos são denominados de Pa Kua, ou os Oito Destinos. Assim como o símbolo Tai Chi, representam a atividade dinâmica do Universo em seu duplo movimento. O primeiro ciclo é temporal, de acúmulo e transformação, sendo analisado no sentido horário. Pode-se observar nele que todas as combinações dos trigramas encontram o seu oposto energético. O Céu se opõe à Terra; o Fogo se opõe à Água; o Trovão se contrapõe ao Vento, também chamado de Suavidade. O que produz um estado de perfeito equilíbrio. O segundo ciclo é de oposição ou contração. Seu estudo é realizado no sentido anti-horário. Nele, os trigramas apresentam-se em estados de oposição, gerando uma forte corrente de transformação. O Fogo se opõe à Água e esta ao Fogo. A Montanha é a oscilação da Terra, mas só existe porque a Terra é plana. O Trovão é a Raiva que se opõe ao Lago, a Alegria e a Serenidade. O Vento é o Céu em movimento, que por sua vez é a sua essência.

"A árvore gera a semente no interior da qual está contida."

Cada parte do corpo pode ser representada por um trigrama, sendo que essas representações possuem diversas formas, como por exemplo:

"O Criativo (Céu) se manifesta na cabeça;
O Receptivo (Terra), se manifesta no ventre;
O Incitar (Trovão) se manifesta nos pés;
A Suavidade (Vento) se manifesta nas coxas;
O Abissal (Rio) se manifesta nos ouvidos;
O Aderir (Fogo) se manifesta nos olhos;
A Quietude (Montanha) se manifesta nas mãos;
A Alegria (Lago) se manifesta na boca."

Da combinação de cada dois trigramas surgem, 64 formas de hexagramas, sendo que cada uma possui no I Ching uma interpretação própria segundo o arranjo de suas linhas. Assim, teríamos por exemplo:

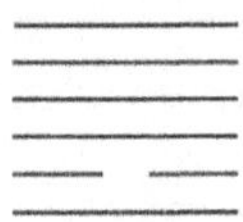
TUNG C'HEN

Esse símbolo é denominado de Tung C'hen, que pode ser traduzido como "Comunidade entre os homens". E por que teriam os chineses dado tal nome a esse hexagrama? Vamos começar a trabalhar com a imaginação, o que será muito importante quando iniciarmos de fato o estudo dos pulsos. Imagine-se sendo um guerreiro de um dos muitos clãs que viviam em eras passadas. À noite, nos acampamentos, em torno do que você acha que os homens e mulheres se reuniam para sentar, conversar e trocar histórias? Todos ficavam ao redor de uma fogueira, sob o céu aberto. Veja agora o hexagrama Tung C'hen separado em seus trigramas básicos:

CÉU

FOGO

Assim também acontece aos outros 63 hexagramas e do mesmo modo são nomeados os pulsos. Os antigos não deram nomes aos pulsos antes de conhecê-los. Essa é uma forma errada com que muitos vêem os pulsos pela primeira vez. Eles "conhecem" os pulsos por um nome e só depois procuram relacioná-lo ao nome que têm em mente. Ou tentam decorar o texto que os descreve. Isso é errado! Veja um pulso como deveria ver um hexagrama, e que tem um nome por aquilo que representa. Veja-o como um "Ideo - Grama".

Em algumas culturas, é costume dar um nome a uma criança apenas quando ela atinge a maturidade e entra na vida adulta. Ocorrem então rituais de passagem que asseguram seus direitos e declaram seus deveres dentro da tribo à qual pertence. Antes disso as crianças são chamadas por nomes genéricos ou por sua filiação. Talvez dessa forma tenham surgido os primeiros sobrenomes, como os "da Silva", "de Andrade" ou os "Peterson" ("Filhos da Pedra").

Ao entrar na vida adulta, o "novo homem" tornava-se digno de possuir um nome, carregando sua individualidade, sua personalidade e seu poder. Infelizmente, nos dias de hoje, tal conhecimento perdeu muito de seu significado. Os Pa Kua, ao representarem o corpo como um todo, representam também suas menores partes, como os pulsos. Por meio deles temos os oito pulsos básicos, que como os Pa Kua compõem todos os outros tipos de pulsos e que são analisados separadamente. Seriam estes os pulsos básicos:

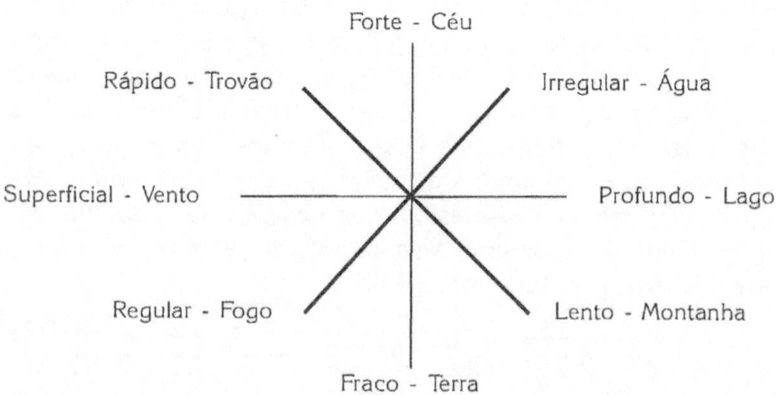

Se seguirmos os princípios dos Pa Kua, teremos até 64 tipos diferentes de pulsos. Mas não seria mais simples classificá-los como pulsos Yin ou Yang? Afinal, quatro deles podem ser classificados como Yang (forte, rápido, superficial e regular), enquanto outros quatro podem ser considerados como Yin (fraco, lento, profundo e irregular). Infelizmente, é exatamente isso o que muitos acupunturistas acabam fazendo ao pesquisar os pulsos de seus pacientes. Consideram simplesmente como pulsos Yin ou Yang, tonificando ou sedando os Zang-Fu correspondentes apenas por essa avaliação. Seria como dar o nome a uma criança somente por seu tipo físico ou, como se diz, "julgar um livro por sua capa". Não se levando em consideração o conteúdo do livro ou deixando de considerar a alma e personalidade de cada indivíduo. Ou o mesmo que considerar o I Ching como um mero jogo em que se lança a moeda e se observa se o resultado foi "cara" ou "coroa". Mas tal como o I Ching, o estudo da Pulsologia nos revela muito mais que apenas dois destinos a serem seguidos.

Aliás, há ainda a ser considerada uma outra coincidência interessante. Os hexagramas têm na astrologia chinesa uma grande importância para as pessoas, determinando fatores como a personalidade própria de cada um. Na genética, sabemos que todas as nossas características hereditárias são ditadas pela combinação de três aminoácidos unidos em pares, sendo que assim o número máximo de combinações possíveis é 64, o mesmo número de combinações que os trigramas fazem para se obter um hexagrama. Os hexagramas, assim como a carga genética, são o que configura a personalidade e as características individuais de cada pessoa. Da mesma forma, os pulsos são a manifestação das energias individuais de cada elemento e de seus órgãos Zang e Fu relacionados.

Análise dos pulsos básicos

Os pulsos básicos podem ser considerados como pulsos normais individualmente, mas quando são encontrados associados a outros pulsos podem indicar uma situação patológica que deve ser estudada para que se possam harmonizar as energias totais do corpo. Assim, é importante que se conheçam esses pulsos, já que eles se apresentam em situações tão antagônicas.

São oito os pulsos básicos: superficial, profundo, regular, irregular, forte, fraco, rápido e lento. Assim como tudo na medicina oriental, podemos classificar a todos como sendo Yin ou Yang. Mas é a informação não citada por eles que nos interessa e que começaremos a identificar.

Pulso superficial

Esse pulso é descrito como "*... sentido na superfície, como uma folha que flutua sobre as águas de um córrego, ou como tocar a superfície de um lago*".

Ao ler uma descrição como esta, muitos podem ter perdido o interesse em continuar o estudo da Pulsologia. Mas não devemos começar a nos preocupar, precisamos apenas deixar de pensar com o lado direito do cérebro para que tudo fique mais claro. Imagine-se novamente vivendo em um tempo distante, quando os antigos começavam a aprender como se comportava o fluxo das energias. Com certeza, um desses sábios, ao estudar um pulso, percebeu que havia encontrado uma pulsação que se diferenciava das demais por ser de fácil percepção; que era sentida apenas ao apoiar levemente o dedo sobre a pele. Entretanto, para espanto do sábio, ao imprimir mais força ao dedo, aprofundando o toque, o pulso perdia sua presença, desaparecendo.

Naquele momento ele deve ter se perguntado de que modo poderia descrever aquilo que havia sentido ao toque de seus dedos. Ele então soube que a única maneira de se expressar seria através de uma forma poética. Eis porque foram usadas frases de significado tão "obscuro".

Ao tocarmos uma folha que flutua sobre as águas com um dedo, podemos senti-la facilmente. Mas se a empurrarmos para dentro da água, a folha se desprende do dedo e afunda. Deixamos então de senti-la. O pulso possui assim uma personalidade, uma característica ou qualidade que o distingue em relação aos outros. Se fôssemos nossos ancestrais e tivéssemos que batizar um pulso que nos lembrasse "uma folha que flutua na superfície de um lago", que nome seria mais natural que pulso superficial?

O pulso superficial reflete os estados de energia Yang, pois a parte externa do corpo é Yang em relação à interna. Dessa forma, o pulso superficial indica quadros de excesso de energia Yang. Se o pulso for superficial, porém fraco e flexível, indicará uma deficiência progressiva do Yang Ki.

Há ainda outra energia de natureza Yang, que também se encontra na parte externa do corpo, podendo chegar a ser caracterizada como a própria energia Yang. Trata-se da energia de defesa do corpo, denominada de Wei Ki. Seria como uma armadura energética que envolve nossos corpos, evitando que agentes perversos penetrem no organismo gerando as diversas enfermidades. Portanto, o pulso superficial e fraco poderá indicar uma fragilidade da energia de defesa e um comprometimento da resistência imunológica do corpo, especialmente se localizada no pulso Fogo Yin com envolvimento do triplo aquecedor.

O pulso superficial é o mais simples, e a maioria das pessoas a quem ensino a arte da Pulsologia o considera o mais comum. De fato, esse pulso é o mais fácil de sentir ao toque do examinador. Contudo, ele não deve ser confundido com o pulso normal. Um pulso normal pode ser superficial, mas um pulso superficial não é necessariamente normal. Se esse pulso estiver superficial e irregular, isso pode significar que a energia de defesa (Wei Ki) em um determinado meridiano ou órgão está desgastada, podendo ser apenas um estado de enfraquecimento do órgão em que esse pulso foi localizado ou um desvio das energias vitais para algum outro elemento. Mas então, o que está acontecendo com a energia desse órgão?

Digamos que o pulso descrito, superficial e irregular, foi encontrado pelo examinador no ponto Pés do punho esquerdo. Esse ponto está relacionado ao elemento Água. Assim, a irregularidade energética está associada aos rins e bexiga urinária. Ou esses órgãos estão com uma deficiência de energia que pode ser confirmada por meio dos exames de inspeção e interrogatório do paciente ou outros meios de avaliação, como o estudo da língua, por exemplo, ou o paciente está com sua energia vital sendo "roubada" pelo elemento que o sucede no ciclo dos elementos, no caso o elemento Madeira.

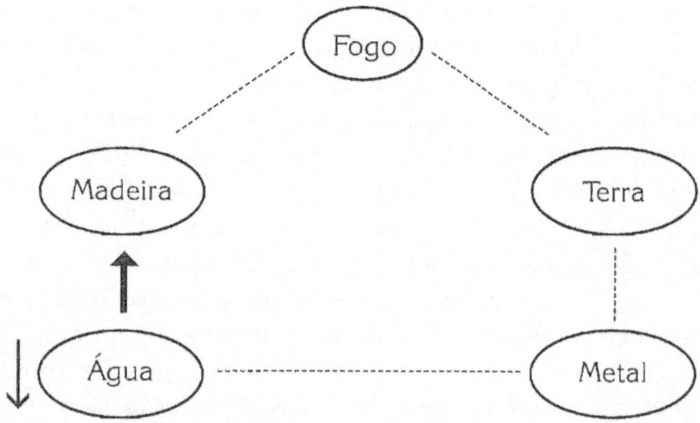

Se encontrarmos um pulso mais forte no ponto do pulso relacionado com o elemento Madeira – ponto Barriga do punho esquerdo – poderemos saber então o que está causando a perda da energia vital do elemento Água. Esses dados deverão ser analisados no quadro de sintomas e sinais apresentados pelo paciente no restante da avaliação diagnóstica realizada simultaneamente.

Outra hipótese que podemos levantar é a de que a energia de Metal, elemento-Mãe de Água, não esteja conseguindo alimentar a energia de Água, o que também pode causar a diminuição de sua energia vital.

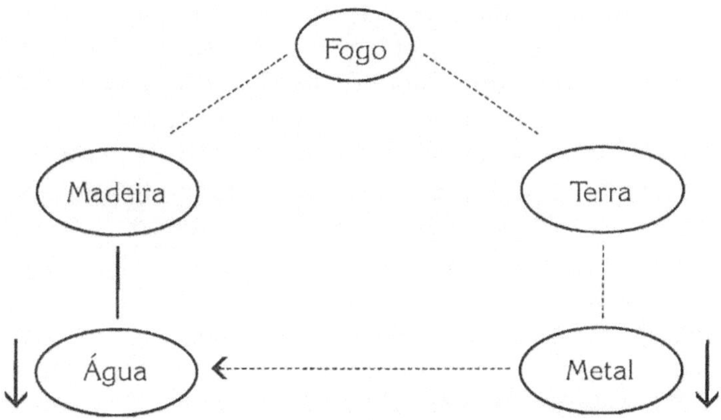

Nesse caso teríamos uma perda da força ou outros sinais perceptíveis na pulsação do local específico do elemento Metal dos pulsos – ponto Cabeça da mão direita. Caso encontrássemos alguma alteração de sensibilidade nesse sentido, nossa hipótese diagnóstica do paciente seria levada nessa direção.

Desse pulso em diante, alguns poderão pensar que o estudo dos pulsos se tornará mais e mais difícil, mas isso não é verdade. É necessário sempre relacionar os pulsos à circulação das energias no ciclo dos Cinco Elementos. Os pulsos estarão "dizendo" o que está ocorrendo com a energia dentro de cada elemento.

Estarão dizendo se a Mãe está alimentando adequadamente sua Filha ou se a Filha não está aceitando o que a Mãe lhe oferece. Lembre-se: estaremos pensando com o lado direito, criativo e que considera o mundo em perspectiva, com profundidade de tempo e espaço. Um pensamento que tem mais a ver com a sensibilidade do que com a razão, mas que não prescinde dela.

Pulso profundo

É tradicionalmente descrito como *"um peixe que nada sob as águas de um lago..."*.

O pulso profundo é sentido apenas em profundidade, e se quisermos trazê-lo para a superfície, o perdemos. Para compreendê-lo, imagine-se colocando as mãos dentro de um aquário e encostando um dedo no pequeno peixe que nada tranqüilamente no fundo de suas águas. Você pode sentir o peixe sob seu dedo, contudo, assim que elevar sua mão para fora do aquário, deixará de tocá-lo. O peixe, assim como o pulso, permanecerá no fundo.

Nos Pa Kua – os trigramas do I Ching –, esse tipo de pulso poderia ser representado pela figura da Terra –, o Receptivo –, que apresenta características Yin Absolutas, sendo representada por três linhas Yin sobrepostas. Assim, os sintomas que o acompanham são geralmente de natureza Yin. Muitos de seus fatores predisponentes revelam esse aspecto, como o acúmulo de líquidos internos (Jin Ye), a deficiência de sangue (Hsue) e a deficiência de energia dos alimentos ou nutrientes (Ying Ki).

Os agentes perversos que desencadeiam esse tipo de pulso apresentam-se em sua maioria como sintomas de opressão interna, como nas Síndromes de Frio Interno, visto que normalmente já penetraram pela barreira defensiva do Wei Ki (energia de defesa). Se houver a associação do vento perverso, o agente perverso de frio penetra com mais profundidade, causando por exemplo quadros em que o paciente sente dores que podem ser definidas como "dores reumáticas" que chegam até os ossos.

Isso significa que essa energia perversa penetrou por todas as camadas de defesa que o corpo ergueu, desde a energia áurica, pele, músculos, até os ossos. Uma vez que a energia dos ossos está relacionada com os rins, é comum nesses casos encontrarmos pacientes que em geral, também apresentam um quadro de grande debilidade energética dos Zang-Fu.

Pulso forte

"O pulso é forte quando não cede à pressão."

É um pulso que não desaparece completamente quando sobre ele é exercida uma pressão maior, como se mesmo em uma maior profundidade, ainda pudéssemos sentir o seu "eco" na superfície. É um pulso característico de pessoas que se apresentam em bom estado de saúde.

O Ki e Hsue (energia e sangue) estão em plenitude. Normalmente não representa um estado patológico. Ao contrário, significa que o Zheng Ki (energia correta dos meridianos) encontra-se estável e em harmonia, mesmo quando exposto a possíveis agentes nocivos.

Sua associação com outros tipos de pulso no entanto cria diferentes padrões de sensibilidade que podem indicar um excesso de energia no corpo, o que irá se expressar em sinais e sintomas de plenitude. Por exemplo, um de nossos pacientes apresentava uma queixa secundária de distensão abdominal na região epigástrica, próxima ao estômago, logo após as refeições, por mais leves que fossem. Esse paciente apresentou um pulso forte no ponto de Terra, pelo que poderemos considerar que as energias em baço ou estômago estão começando a apresentar um excesso de energia. Mas como o pulso forte não aparenta ficar muito tempo (leia definições de pulsos curto e longo), então ele está nos dizendo que as energias ainda continuam seu trajeto normal após deixar esses Zang-Fu, e que devemos estar atentos à queixa do paciente, apesar de não aparentar importância.

No caso, o paciente se queixava de um mal-estar na região do plexo solar. Seu elemento Fogo estava alterado. O que também se confirmava pelo pulso (cheio). As energias de Fogo começavam a interferir nas energias em Terra, causando um aumento de energias que a Terra ainda conseguia administrar e manter o fluxo normal. Mas se essas energias continuassem a se acumular, o paciente poderia começar a apresentar sinais de estagnação de energias no pulso, o que já se apresentaria como um sintoma específico de empaxamento pós-prandial a ser tratado não apenas com antiácidos.

Pulso fraco

"O pulso é fraco quando se curva como um galho coberto pela neve mas que mantém o seu espírito."

O galho de uma árvore que se encontra coberto pela neve do inverno cede graciosamente ao seu peso, curvando-se docilmente. Entretanto, em um dado momento, a neve se desprende e cai; o galho então retorna imediatamente à sua posição normal.

Um pulso fraco, assim como o galho da árvore, cede facilmente ao toque do acupunturista, podendo chegar a desaparecer. Mas relaxada a pressão, eis que a pulsação volta a ser sentida ao tato.

Caracteriza estados de deficiência de Ki e Hsue, nos casos em que ocorre alguma forma de esgotamento de origem patológica. Existem casos porém em que esse pulso se encontra e não está relacionado com uma perda de vitalidade do corpo, como após exercícios físicos ou atividade mental desgastante, estresse, perturbações do plano afetivo e emocional. Nesses casos, o pulso volta a ficar mais forte após alguns instantes. Se estiver prolongado por um longo tempo, como por mais de uma hora, significará que as energias que foram perturbadas não estão conseguindo se equilibrar por si mesmas, necessitando de auxílio para se harmonizarem novamente.

Pessoas idosas ou de constituição frágil também podem apresentar esse tipo de pulso, não significando necessariamente um comprometimento de sua saúde. O inverno é o final do ciclo das estações. Nele, apesar da falta de vida aparente, está contida toda a vida que florescerá na primavera. Os idosos são os depositários da vida que se seguirá na reencarnação seguinte. Muitos idosos se tornam como crianças por este motivo. Não conseguindo fazer com que seu karma seja trabalhado adequadamente nesta vida, eles já se preparam para a próxima encarnação. Por isso nas pessoas idosas é comum encontrarmos esse tipo de pulso, que não indica necessariamente uma doença.

Pulso rápido

É considerado rápido um pulso que tem mais de cinco pulsações sentidas dentro de um ciclo respiratório, isto é, no período compreendido por uma inspiração e uma expiração completa.

"Sua passagem é precipitada, como o trotar de um cavalo entre as pedras..."

É como o trote de um cavalo. O trotar é caracterizado como a cavalgada dos cavalos, entre o passo normal e o galope, apresentando batidas das patas espaçadas regularmente. As pedras indicam que todas as pulsações são sensíveis ao toque.

Representa geralmente um aumento de Yang Ki, o que costuma ocorrer após atividades físicas. A energia Yang caracteriza o movimento, com relação à energia Yin, que é a inércia. Após uma corrida é lógico que a circulação sangüínea estará mais rápida, bem como o ritmo cardíaco mais acelerado. Nesse caso a pulsação acelerada será sentida em todos os outros locais de palpação dos pulsos, pois para correr com eficiência todos os Cinco Elementos deverão trabalhar adequadamente:

- O coração deverá estar batendo com vigor – "o Ki do coração governa a circulação do sangue nos vasos".

- O baço deverá alimentar os órgãos – "o baço separa a energia pura dos alimentos e mantém o sangue nos vasos".
- Os pulmões irão absorver o oxigênio e eliminar o gás carbônico – "os pulmões captam a energia celestial pela respiração".
- Os rins eliminarão as impurezas – "os rins governam os poros do corpo".
- O fígado dá vigor aos músculos – "o fígado se manifesta nos tendões".

Mas se apenas um dos elementos apresentar o pulso rápido, isso indicará uma alteração que poderá ser inadequada e mesmo perversa aos Zang-Fu a ele relacionados.

Em outros casos pode estar indicando um grande consumo de Yin Ki, sendo representado geralmente por sintomas de enfermidades por calor. Nesses casos, o que se manifesta é a presença do Fogo Yang consumindo a água Yin. Não se deve, entretanto, pensar aqui que se trata necessariamente da agressão do elemento Fogo sobre sua Neta, o elemento Água. Cada um dos elementos tem sua manifestação também nos outros elementos. Assim poderemos ter por exemplo um aumento da energia de Fogo Yang nos pulmões de um paciente asmático. O Fogo Yang acelera a respiração e causa um aumento da temperatura corporal. O consumo da Água Yin dos pulmões causa a formação de mucosidade, com a presença de catarro. Se os sintomas de calor não se exteriorizam, isso indica que as energias estão em equilíbrio com as energias perversas. O pulso então encontra-se rápido e forte. No caso, seria uma indicação de que não houve o agravamento do quadro.

Se por outro lado o pulso estiver rápido, mas fracò e flexível, significa que houve esgotamento do Yin Ki com o aumento do Fogo Yang e diminuição de Água Yin, diminuindo as energias de defesa. O calor então se exterioriza, surgindo sintomas como febre, pele quente e avermelhada e o desenvolvimento de um quadro mais grave como uma pneumonia.

Pulso lento

É como *"o cavaleiro a apreciar a paisagem"*.

Apresenta menos de três pulsações por ciclo respiratório. É característico de pessoas calmas por natureza e que não se perturbam com facilidade. Indicam uma grande serenidade interior. Em pessoas que se encontram meditando pode-se perceber esse tipo de pulso como uma característica de normalidade.

Se o pulso for lento e forte, então o Yin Ki é forte.

Se for lento e fraco, há enfraquecimento do Yang externo.

Patologicamente, geralmente acusam sintomas de frio, pois assim como ele congela os rios no inverno, também faz com que o sangue e a energia se contraiam no interior dos vasos, diminuindo seu fluxo normal. Sente-se então o pulso correndo mais lentamente. O Yang Ki perde sua capacidade de movimentar o sangue. O pulso lento pode ser considerado normal em pessoas de idade, mas não é normal nos mais jovens, em especial crianças, já que essas têm uma quantidade quase infinita de energia Yang. Mesmo quando adoentadas, as crianças têm um pulso mais rápido, com uma diminuição pequena no ritmo das pulsações.

Pulso regular

Esse pulso *"flui como o rio entre as pedras"*.

Nesse caso, o pulso corre como as águas de um rio tranqüilo que se move com suavidade, adaptando-se aos desvios que surgem, como as pedras em seu caminho. Nada o perturba e a tudo observa com desprendimento.

É também considerado como característico em um pulso normal. Indica ritmo e estabilidade, existindo harmonia entre as energias interna e externa, superficial e profunda, entre o forte e o fraco. Também é sinal de que as energias dos Cinco Elementos estão circulando adequadamente dentro dos ciclos de Criação e Dominação.

Isso significa que mesmo num caso em que esteja havendo a dominação por excesso de um dos elementos, como num caso de excesso de Madeira e deficiência de Terra, criando condições para que haja uma dominação da Neta-Terra pela Avó-Madeira, poderemos ter um pulso regular.

Pulso irregular

É como *"um andarilho que perde seu caminho"*.

Alguém que perde o caminho de sua morada e passa a andar sem saber qual o caminho a seguir. Em uma encruzilhada, pára e busca orientação.

Indica um desequilíbrio entre o sangue e a energia, entre o Yin e Yang. Os intervalos existentes entre as pulsações podem ser variados, sendo que, para cada variação na freqüência em que os pulsos são sentidos, há um significado diagnóstico diferente. Muitas paradas irregulares geralmente indicam excessos de energia Yin ou de mucosidades. Se após as paradas o fluxo do pulso se move com dificuldade, isso pode apontar que o Yang Ki está fraco, não conseguindo movimentar o sangue. Se começa a ficar regular, após um período de irregularidade, indica que o prognóstico do paciente é bom. Caso contrário, se de regular passar a irregular, o prognóstico será menos favorável.

Dentro do ciclo de energias dos Cinco Elementos esse pulso pode ser indicativo de que os ciclos de Criação e Dominação foram invertidos, com a energia seguindo caminhos contrários, indo por exemplo de Filha para Mãe ou com a contradominação da Neta sobre a Avó. Numa família em que existem essas condições a confusão predomina e não existe mais harmonia.

Variações básicas

Pulso longo

Um pulso normal bate na polpa do dedo e desaparece. Um pulso longo permanece mais tempo sob o dedo e parece correr por sob ele. Esse pulso se inicia em uma parte da polpa do dedo e "caminha" sob ela até desaparecer, mantendo-se com a mesma intensidade do início ao fim, sem perder a força. É como se estivesse correndo por baixo do dedo.

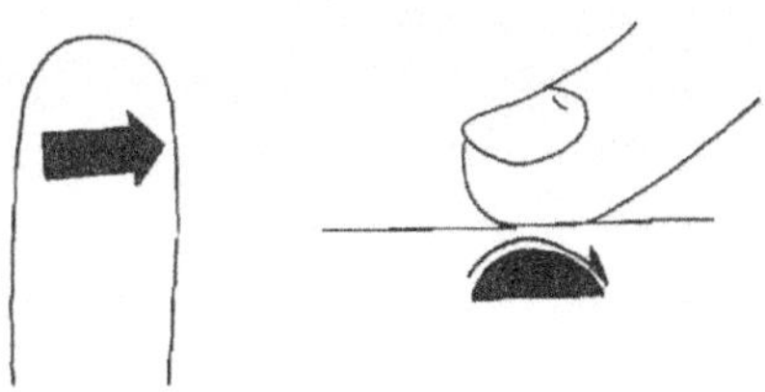

A imagem que o identifica é a de *"um rio de passagem estreita, obstruído por um tronco"*. Quando em um rio há uma passagem estreita que fica obstruída por um tronco de árvore, esta impede que a água circule. O rio pode então encher até transbordar. Mas quando o tronco flutua, liberta as águas de tempos em tempos, retornando depois ao mesmo lugar. As águas então voltam a se acumular. Entretanto, por quanto tempo pode o tronco permanecer livre até que não permita mais a passagem das águas pelo estreito do rio?

Se o pulso longo se tornar cheio, será como o tronco que não sai mais da passagem das energias. As águas do rio transbordarão. A Terra ainda as absorve, mas isso também passará, se nada for feito a respeito. Há então um agravamento do caso, o qual poderia ser previsto e evitado.

Indica que existe alguma forma de bloqueio de energia ou sangue ao nível de um Zang-Fu ou dentro do ciclo energético dos Cinco Elementos e que estaria iniciando uma estagnação das energias no órgão em que se localiza ou no seu elemento de Criação (Filha), o que poderá ser comprovado ao examinar o pulso seguinte.

Nesse caso, a energia que está sendo retida não flui com facilidade, podendo gerar uma Síndrome de Plenitude. Geralmente, o que se encontra são casos de "excesso de Yang" ou "plenitude de calor perverso".

Se o pulso for longo e vazio, é sinal de que o corpo não consegue mais conservar a energia no seu interior.

Em um paciente com quadro alérgico de rinite ou sinusite encontramos um pulso longo em pulmões, aquecendo os líquidos internos e gerando mucosidade.

Metal - pulmões com mucosidade Pulso: Longo	→	Água Pulso: Normal

O pulso longo nos informa que, apesar da agressão, o Metal ainda alimenta a Água, que controla os líquidos do corpo.

É comum nesses casos de quadros alérgicos de final da primavera, que ocorra a associação do agente vento, que faz com que o calor perverso penetre através da energia de defesa

(Wei Ki). Podemos ter então que o pulso em Metal de longo evolua tornando-se um pulso amplo ou cheio, devido à estagnação de energia perversa em Metal. Isso significa que o calor perverso em Metal que corrompeu as energias do sangue e mucosidade transformou-os em escarro espesso ou purulento.

Ao não nutrir o elemento Água, o paciente pode sentir febre, cansaço ou sonolência, com sede e garganta seca e irritada.

Pulso curto

Seria sentido como um pulso forte, que parece deslizar sob um ponto localizado bem abaixo do dedo, mas sem correr deslizando sob o dedo como no pulso longo ou no liso.

Descrito como *"uma ervilha que passa sob o dedo"*, ele se faz presente e, em vez de desaparecer a seguir, mantém-se por um breve intervalo de tempo. É a forma mais comum de sentir uma pulsação, sendo considerado fisiologicamente como um pulso normal.

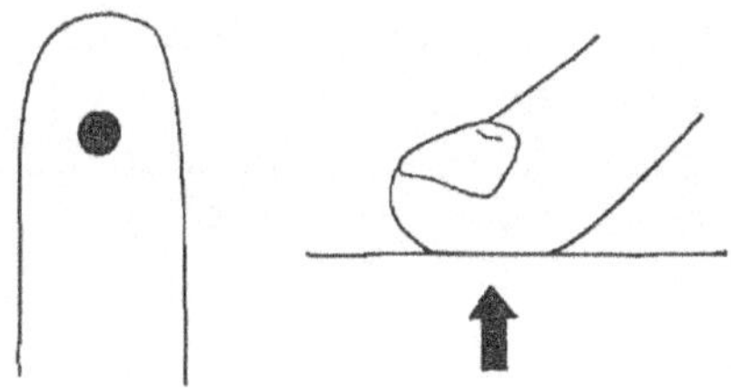

Entretanto, em alguns casos pode indicar a existência de um desequilíbrio entre Yin e Yang ou um vazio de energia de natureza a esclarecer.

Por exemplo, um caso clínico de falha cardíaca ou arritmias do ponto de vista da medicina oriental, pode ser decorrente de uma perda de Ki do coração. Conseqüentemente observa-se que a circulação fica retardada com a diminuição da energia Yang de impulso dada ao sangue. O paciente fica com o rosto pálido e sem vitalidade, apresenta confusão mental e pode chegar a desmaiar. Nesse caso percebe-se o pulso curto e fraco em Fogo Yang do coração, o que confirma o diagnóstico permitindo o tratamento mais adequado.

Geralmente pode ser sentido no ponto Barriga nos recém-nascidos e em crianças pequenas, sendo utilizado esse ponto para a análise dos pulsos nessa faixa de idade. Isso porque a energia nas crianças está centrada, podendo ser sentida no pulso mais central dos punhos, mas em um adulto esse tipo de pulsação não é normal, principalmente quando os pulsos dos pontos vizinhos Polegar e Pés parecem desaparecer próximo a ele, como se toda a pulsação estivesse concentrada exclusivamente sobre ele.

Pulso liso

Também chamado de pulso Escorregadio por normalmente ser descrito como a *"escorregar sob os dedos como uma pérola"*. A sensação de um pulso Liso e Escorregadio é dada por sua semelhança com um "pequeno fluxo de água que corre sem interrupções; quando dá a impressão de que irá desaparecer, tornando a se encher". Temos a impressão de que esse pulso é extremamente rápido, mas na verdade trata-se de pulsos que correm um seguido imediatamente por outro. Quando sentimos um pulso correndo sob nosso dedo, eis que logo a seguir vem outro pulso. Como se estivesse sempre presente. Na verdade são pulsos que seguem enchendo-se sempre, sem interrupções.

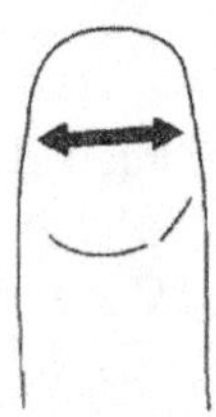

O pulso liso pode vir acompanhado por sintomas e sinais de umidade que se condensa por um excesso de Yang, causando crises respiratórias como bronquites ricas em mucosidade, indigestão e alterações de pele. Esse pulso está freqüentemente associado aos quadros de calor-umidade no Aquecedor Superior.

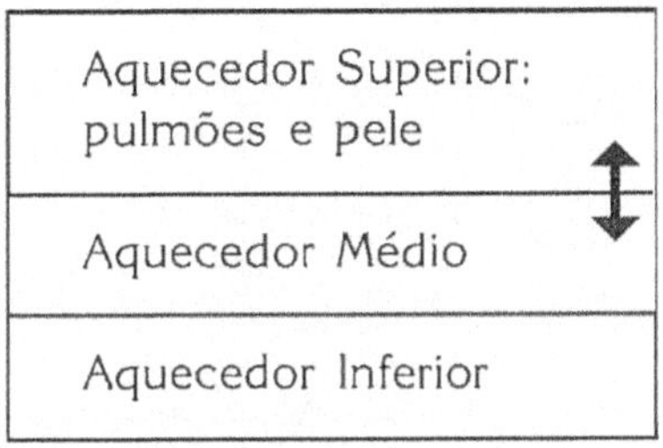

O paciente nesse caso apresenta febre moderada, geralmente pela manhã, dores de cabeça, temor ao frio, opressão no peito e dores nos braços e pernas, ausência de transpiração, sonolência e falta de apetite, diarréia ou barulhos intestinais (borborigmo), além do pulso liso em Metal ou Terra.

É encontrado em pessoas recuperando-se de uma doença crônica ou com indício de um problema de saúde que está se instalando progressivamente. Se estiver rápido, indica sinal de "plenitude de calor". Se estiver acelerado, surgem medos, ansiedade e pesadelos.

Pode ser sinal de boa saúde, em que as energias nutriente e de defesa são prósperas. Nas gestantes é sinal de abundância e harmonia de sangue e energia. Isso significa que a gestação segue satisfatoriamente. O pulso torna-se liso indicando que há uma outra pulsação presente que faz com que a pulsação normal torne-se mais rápida, mas em vez de sentirmos duas pulsações distintas, percebemos uma pulsação que parece se repetir sem intervalos distintos.

Pulso rugoso

É um pulso do tipo longo, pois é possível sentir seu caminho sob o dedo. Mas flui com dificuldade *"como uma lâmina que raspa levemente sobre um bambu"*, como se roçasse o dedo.

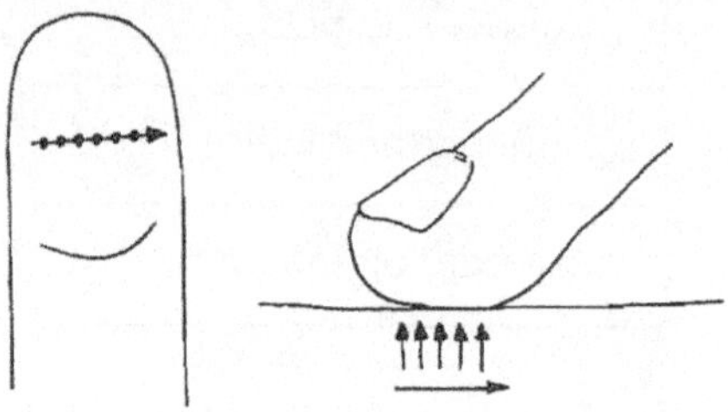

Esse tipo de pulso reflete um acúmulo de sangue ou energia. O Ki retido não tem forças para fazer com que o sangue flua ou o sangue preso impede seu progresso. Há portanto uma estagnação do Ki ou acúmulo de sangue. Entretanto, apesar dos obstáculos, a correnteza prossegue seu trajeto.

A estagnação do Hsue (sangue) pode ser devida a uma deficiência do Ying Ki (energia nutriente), como nas anemias, ou por deficiência do Jin Ye (líquidos internos), como numa desidratação. Sente-se então um pulso áspero e sem forças. Contudo, se apesar dos desequilíbrios mencionados o Ki correto se mantiver estável, o pulso será áspero e forte.

Nas gestantes indica um comprometimento do aporte de nutrientes para o feto quando presente em pulso de Terra ou Água. Numa gestação é importante que as energias de Chong Mai e Ren Mai estejam equilibradas para que a criança cresça e se desenvolva sem problemas até o término da gestação. Caso uma dessas energias esteja alterada, é grande o risco de aborto. Ambos estão em relação com a energia dos rins que são a "Morada do Yin verdadeiro e do Yang verdadeiro". A presença de um pulso rugoso em Água é portanto um indicativo de possível aborto, devendo ser tomadas medidas para se fortalecer as energias dos rins e reforçar a retenção.

Em um dos casos tratados em ambulatório, a paciente veio se queixando de fortes dores na região da coluna vertebral "entre os rins". Como não tinha recursos para se manter em tratamento, foi encaminhada a um centro de saúde convencional mais perto de sua casa para fazer um acompanhamento pré-natal adequado, com a recomendação de se observar sinais ou sintomas que pudessem indicar um risco à gestação. Infelizmente soubemos que a paciente não conseguiu levar sua gestação a termo, perdendo o feto antes de completar o segundo trimestre.

PULSO CHEIO

"*...a fonte é rica e as águas escapam pelos lados do poço.*"

A imagem que expressa este pulso é a de uma fonte cujas águas transbordam pelas bordas. Se as energias, como as águas de uma fonte, forem abundantes, podem ter força suficiente para se elevar pelas paredes do poço. Aliás, em japonês, os pontos de acupuntura são chamados de *tsubô*, que significa "poço". A energia que o percorre, se for abundante, extravasa para o exterior. Pode-se sentir então uma pulsação forte, mas que parece transbordar sob nosso dedo.

Porém, a água que extravasa não permanece sobre o solo. A terra a absorve rapidamente, impedindo que se acumule. Isso significa que a energia, assim como as águas que a representam, não se acumula, mas prossegue seu curso normal.

Se houver persistência do pulso, isso indica que há uma tendência ao acúmulo de energia e sangue. Surge então um pulso cheio e amplo, indicando que a energia não está se movimentando adequadamente. "*O solo não consegue absorver as águas que vazam. Há uma enchente.*" A energia que não flui, assim como as águas de uma enchente, torna-se energia perversa. Surgem sintomas e sinais de plenitude.

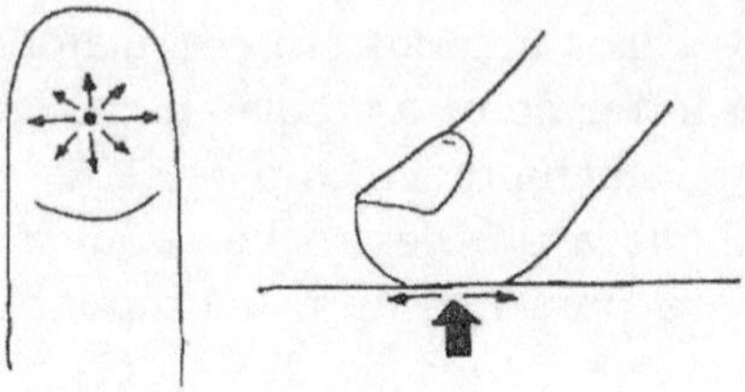

Um pulso cheio também pode indicar que o agente perverso é abundante. Contudo, a energia correta não está fraca. Ocorre uma batalha e o Ki e o Hsue afluem para a batalha. Eis porque a pulsação tem força e vigor.

····→ Água → Madeira: Cheio → Fogo ····→

Um pulso cheio em Madeira pode gerar acúmulo de energia no fígado, gerando no plano emocional um sentimento de raiva, ansiedade e grande agitação. Esse pulso pode estar relacionado nesse caso a uma estagnação de sangue no útero, como por ocasião de um período pré-menstrual, quando então o pulso em Água pode estar forte e alimentando Madeira; ou fraco, por ter energia sendo roubada por Madeira. No primeiro caso, a paciente irá mencionar sintomas de cólicas, enxaquecas e seu abdome estará quente e duro ao toque. Já no outro caso, além das cólicas, a paciente sentirá fraqueza e dores nas pernas, tonturas e seu abdome estará frio e mole ao toque, além de apresentar uma sudorese fria e pegajosa. Em ambos os casos, com o tempo, a energia que antes era armazenada no fígado em Madeira na forma de sangue, e que se manifestava no pulso cheio, deixará de sê-lo, sendo eliminada no elemento Fogo, gerando os sintomas da menopausa.

PULSO VAZIO

O pulso vazio se apresenta com uma percepção sutil. A idéia de algo "vazio" já foi mencionada na descrição do pulso oco. O pulso vazio seria apenas a sensação do espaço no centro do pulso oco. Assim, em vez de se sentir uma batida forte da pulsação, o que se sente é como se houvesse algo que "puxa" o dedo para baixo, porém sem força. Aliás, ele é descrito como *"um pequeno peixe que belisca a isca"*.

Portanto, esse não é um pulso que simplesmente não se sente. Pelo contrário, ele pode ser sentido, apesar de ser frágil e sem forças. Muitas vezes desprezamos um peixe pequeno que morde nossa isca.

Essa flexibilidade do pulso vazio, entretanto, não é necessariamente uma indicação de que o estado de saúde do doente seja grave. Apesar de debilitado, esse pulso é estável. Tal afirmação é comprovada em trechos que o revelam como *"um rio com pouquíssima água. Vemos as águas correrem, porém sem força. Podemos mesmo interromper o seu curso com as mãos. Mas, apesar de frágil, a água contorna a mão que o detém e continua a seguir seu caminho"*. Associa-se o pulso vazio aos estados de grande deficiência de Ki ou Hsue.

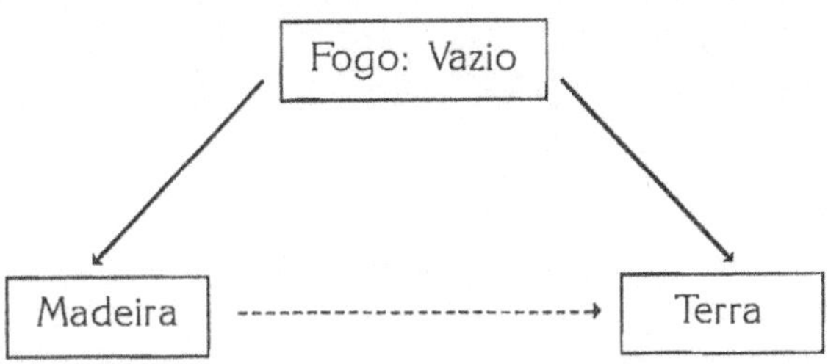

O pulso vazio em fogo, em idosos, gera estados de perda de memória, visto que o coração, a "Morada do Shen", está ligado à memória.

Em certa idade, ao envelhecermos, tomamos contato com as energias que estão relacionadas com nossas vidas anteriores, que ficam no Céu Anterior. Lembranças nos atingem e parecem se tornar mais reais que nosso mundo; assim nos ligamos aos momentos iniciais de nossa vida, quando então as lembranças do que fomos são mais vivas. As energias no ciclo dos Cinco Elementos escoam de Madeira para Terra, alimentando nossas lembranças, emoção relacionada a este elemento, para que não se acumule no fígado, gerando revolta ou raiva nesse importante estágio da vida.

O pulso vazio deve ainda ser diferenciado de um outro pulso, este sim de dificílima percepção. Trata-se do pulso morto. Essa pulsação não é descrita detalhadamente, sendo relatada apenas por alguns mestres. O pulso morto seria encontrado no corpo das pessoas após a sua morte, persistindo por um período de até três dias, quando então desaparece. Este seria o período necessário para que o espírito deixasse definitivamente seus laços materiais. Como se pode perceber, trata-se mais de uma pulsação energética e mística, não sendo por essa razão mencionada neste trabalho.

Pulso oco

Para entendermos o pulso oco devemos primeiro definir o que é "oco". Um vaso ou um copo é oco, se estiver vazio. O que os torna ocos é sua estrutura que apresenta uma forma externa sólida e palpável com um espaço vazio no meio. Um pulso vazio tem essas mesmas características. Dá a sensação de um pulso cheio com um vazio no centro. Pode parecer estranho, mas é exatamente isso o que se pode sentir ao se palpar este pulso.

Ele também é denominado de "pele de tambor", porém não um tambor comum. O tambor a que é comparado é um tambor tibetano, composto por uma pele esticada por uma armação circular, sem ter uma câmara de ressonância, como a que existe nos tambores que estamos acostumados a ver. Eles são tocados ao se bater uma espécie de vareta curva na pele do tambor criando um som que parece afônico, como se falássemos aspirando o ar ao invés de expirando. Gera um som "oco", com o qual o pulso oco é comparado.

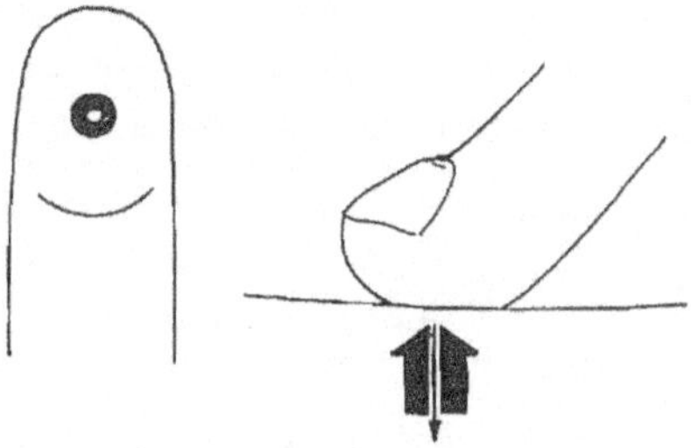

Outra característica do pulso oco é que ele não percorre o dedo. Ele bate e some rapidamente, como se fosse um buraco por onde escoa a água de um rio. Sempre que há um excedente de águas no leito de um rio, seu nível se eleva. Assim, avistamos um redemoinho que se forma e traga o excesso das águas fluindo para um local onde possam ser bem mais aproveitadas. Porém, essas águas podem estar estagnadas, pervertendo as águas para onde estão escoando.

Associa-se esse pulso a estados de deficiência do Ki nutriente ou Síndromes de Frio e Vento. Também pode ser sentido nos casos em que há perda de energia ou sangue, (hemorragias, choques, perda menstrual excessiva) ou perdas de energia (espermatorréia, polução noturna). Nos casos de aborto também se pode observar esse tipo de pulso.

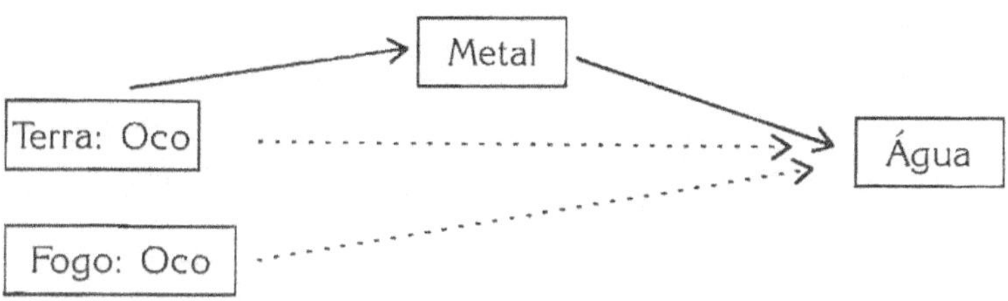

Nos casos de aborto, podemos ter um pulso oco em Terra ou em Fogo, por exemplo, indicando uma tentativa do corpo de assegurar a gestação ao enviar energia para o elemento Água, a fim de fortalecer a energia ancestral dos rins. A presença de pulsos do tipo Oco nos avisam que a passagem entre órgãos fora das passagens comuns do ciclo energético está aberta, o que torna mais viável o uso dos chamados pontos *Shu* ou dos Cinco Elementos no tratamento do paciente.

Pulso amplo

É um pulso que corre pelo dedo, iniciando-se com força e atenuando-se à medida que se afasta. Somam-se as características dos pulsos cheio e longo. Indica que as energias que correm pelos elementos se avolumam em um deles, mas que não se enche a ponto de criar plenitude, continuando a percorrer o seu ciclo. Porém tem a tendência a uma estagnação progressiva do Ki e Hsue, o que deve ser prevenido.

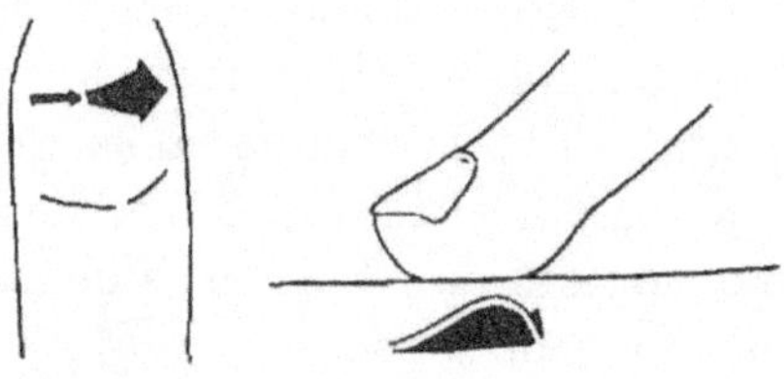

É portanto uma espécie de desequilíbrio estável, que geralmente se deve a uma plenitude de Yang ou vazio de Yin. Um grande excesso de calor pode vir a "alagar" os vasos.

"O Ki enche, o sangue jorra."

Quando presente em doenças crônicas com sinais e sintomas de vazio ou esgotamento, perdas de sangue ou diarréias, indicam um prognóstico nefasto. Nesse caso, o Ki perverso floresce com vigor, enquanto o Ki correto se encontra enfraquecido, não tendo como reagir e se restabelecer.

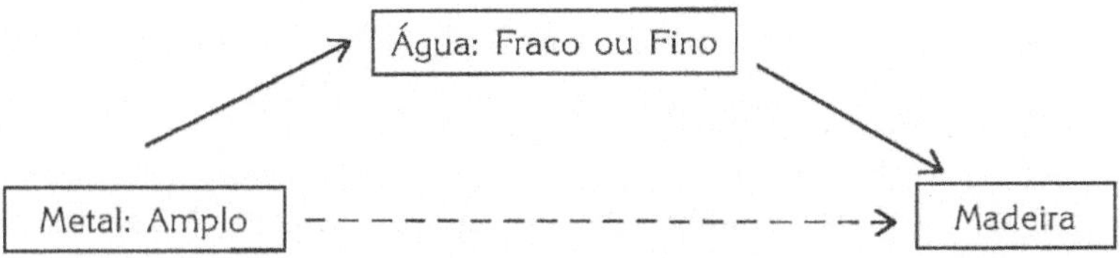

Um paciente com um quadro que envolva os pulmões, como em uma tuberculose, apresenta acúmulo gradativo de energia perversa, como mucosidade, sangue e ar estagnado, daí a presença de um pulso amplo. Esse pulso revela que está ocorrendo um bloqueio das energias nos pulmões, provavelmente como uma forma de fortalecer seu Wei Ki. Isso porém acaba por diminuir a alimentação da Água, levando a uma debilitação progressiva do paciente. O enfraquecimento da Água pode levar a uma deficiência energética em Madeira, o que favorecerá o domínio do Metal congestionado sobre o fígado, gerando febre e hemoptise. *("O Ki enche e o sangue jorra.")*

Pulso fino

Caracteriza-se por ser delgado ao toque, sem força, mas que pode ser sentido sob o dedo. Parece a vibração de um fio que corre por baixo do dedo. Encontrado em Síndromes de Umidade ou Mucosidade, indica quadros em que ocorrem vazios de Ki ou Hsue. Indica sinais de fraqueza ou esgotamento energético. É como "*um filete de águas que escorrem de um riacho com pouca água*".

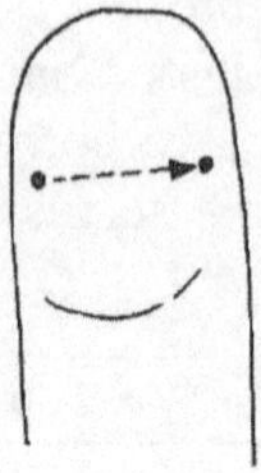

Há duas importantes variações desse pulso. Pode-se senti-lo apenas no início e no final da polpa do dedo, como "um gato saltando". Outra variação é o pulso tenso, que será descrito a seguir.

Pode ser devido a um desequilíbrio energético das cinco emoções ou a uma deficiência do Yang Ki. Nos idosos é normal nos meses de outono ou inverno, devido à diminuição do Yang Ki nessas estações.

Umidade em Fogo → Vazio de sangue em Terra

A umidade em coração do Fogo causa um quadro de depressão, sendo confirmada a presença desse agente perverso pelo pulso fino em Fogo. Formam-se mucosidades que impedem o progresso do Yang Ki e do sangue, causando agitação, palpitações, sonhos intranqüilos. O pulso fino nos diz que Terra está sendo pouco alimentada por Yang Ki, gerando frio interno, com a diminuição da produção do sangue pelo baço-pâncreas. A perda de energia Hsue (sangue) e o ataque do frio do baço pode atingir o *Shen,* causando choros sem causa conhecida, perda de memória ou alterações da personalidade e do humor.

Em idosos esse quadro pode surgir devido a uma queda da energia vital do *Shen,* ocasionando sintomas relacionados às

Síndromes de Senilidade. A umidade de Fogo pode ser eliminada ao se praticarem técnicas apropriadas de exercícios, tais como o Tai Chi Chuan, o Tao Chi ou o Ki Gong, que evitam que a umidade permaneça estagnada, circulando e refrescando os órgãos internos dos três aquecedores.

Pulso tenso

É um pulso fino e rugoso, *"como uma corda torcida sobre ela mesma".*

Está associado às doenças do frio. O inverno congela os lagos e rios, o que dificulta a sua travessia. Sua superfície é lisa, o que caracteriza a palpação desse pulso como fino, pois escorrega no dedo. Mas como o frio dificulta a passagem do Ki e do sangue, como faz com as águas de um rio, torna também o pulso tenso.

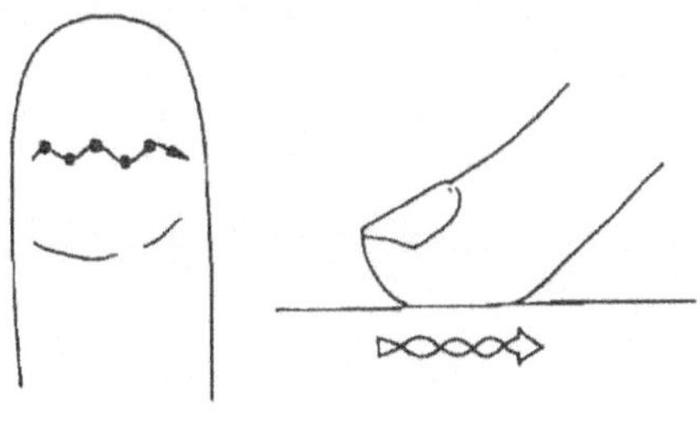

Uma estagnação dos alimentos, com numa intoxicação alimentar, alimentos em demasia ou excesso na ingestão de bebidas alcoólicas, pode enfraquecer o baço e o estômago. Com isso, a Ying Ki (energia nutriente) não consegue circular adequadamente pelos meridianos e vasos, favorecendo a formação do pulso tenso em Terra.

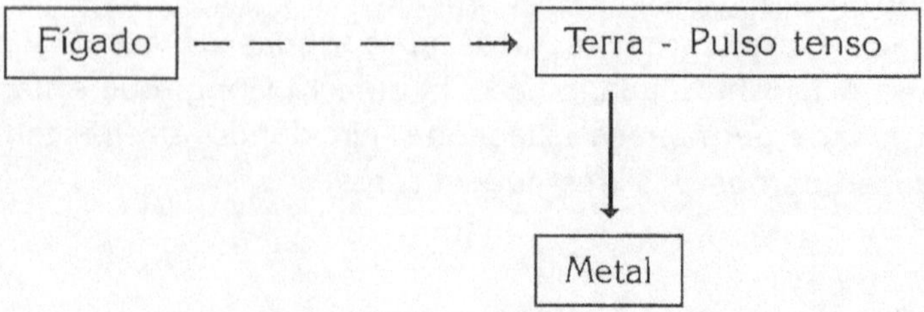

A deficiência do baço pode causar deficiência em Metal, atingindo os pulmões que, por estarem relacionados à pele, causam alergias cutâneas. Pode também atingir o intestino grosso, que perde o seu controle e causa evacuações sem controle.

No caso do paciente que ingere bebidas alcoólicas ou medicamentos em demasia, o fígado pode gerar excessos, atacando a Terra, causando dispepsias ou gastrites. Se a causa da estagnação permanecer sobre o fígado, este acaba por armazenar o sangue em excesso, o qual por não estar circulando perde sua função e se deteriora, causando um aumento do tamanho do fígado e a alteração de sua estrutura tecidual, caracterizando um quadro de cirrose hepática.

Pulso em corda

O pulso em corda possui elementos dos pulsos rugoso, fino e tenso.

Vibra sob nosso dedo *"como se este estivesse apoiado sobre as cordas de uma cítara"*.

É um pulso longo em que se sentem várias ondulações isoladas. Não é um pulso que enche o dedo, mas fica restrito a uma fina linha delgada.

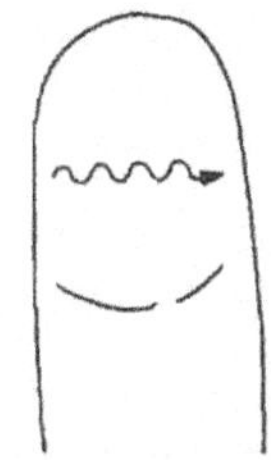

Nos casos em que há um desequilíbrio do Ki do fígado, é comum encontrarmos esse pulso no ponto do elemento Madeira.

O fígado, segundo os princípios da medicina oriental, serve como uma espécie de mediador das energias, do sangue, dos alimentos e das emoções. Eis por que deve estar sempre em um estado de flexibilidade, para evitar que o corpo se desequilibre e enfraqueça.

Um pulso em corda indica que há uma perda da disposição das energias internas, o que pode provocar o desenvolvimento de várias doenças.

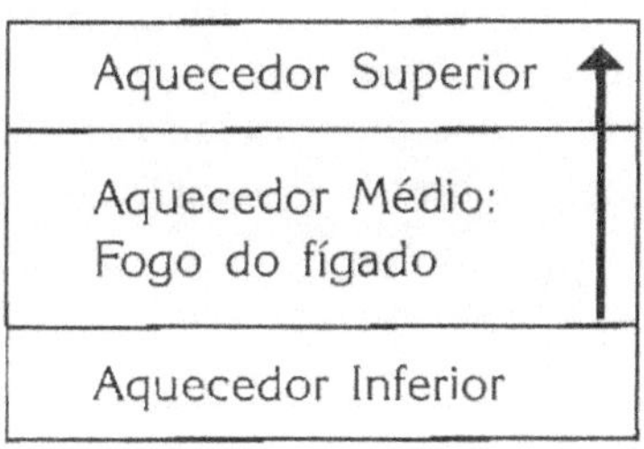

Na Síndrome de Plenitude de Fogo do fígado, se encontrarmos esse pulso em Madeira indica que está ocorrendo uma elevação do excesso do fígado transformado em Fogo. Este se eleva rapidamente para a parte superior do corpo, o que é sentido no pulso de Madeira como um pulso em corda vibrante. São relatados sintomas adicionais de cefaléias, vertigens, rosto e olhos vermelhos, dores nos lados do corpo, ruídos como os do mar (acúfenos), zumbidos ou surdez, irritabilidade e perturbação da mente com sono intranqüilo e pesadelos.

Se o pulso em corda estiver associado às características dos pulsos fino e tenso, será como se estivéssemos "passando o dedo sobre o gume de uma espada", indicando um agravamento da doença e a piora em relação ao prognóstico. O pulso neste caso parece ser rápido, passando rapidamente pela polpa digital ao mesmo tempo em que ondula pelo dedo.

Pulso mole

Trata-se de um pulso superficial e fino. Ao ser pressionado com mais força, aprofundando o toque, esse pulso torna-se como *"um fio que está por romper-se"* ou dá a sensação de *"bolhas que flutuam sobre as águas"*. Pode ser causado por um vazio de Jing ou Hsue, que não consegue encher os vasos, ou por um vazio de Ki e Hsue quando então o Ki dos vasos não tem força para se manter em movimento.

Nos casos de esgotamento de Yang Ki, aparecem sintomas associados como febres, calafrios e suor abundante. Também podem ser percebidos após enfermidades muito prolongadas ou após trabalho de parto, situações em que há um grande desgaste energético ou sangüíneo.

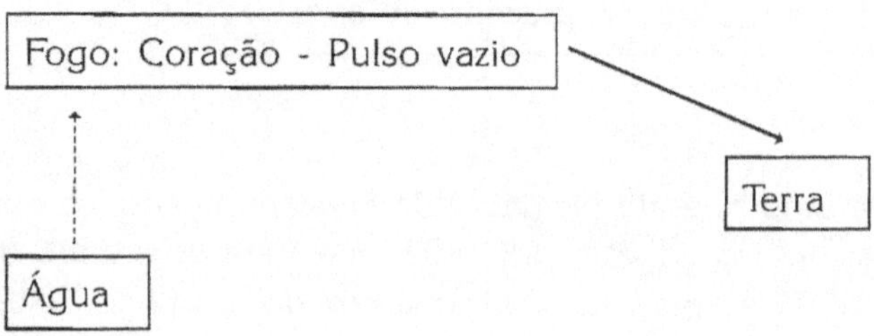

Se o Ki do coração está vazio, deixa de alimentar o baço. Nesse estado, em que coração e baço estão vazios, fica afetada a atividade da circulação sangüínea, já que o coração governa o sangue e o baço o produz e conserva dentro dos vasos.

O paciente sente palpitações, amnésia, insônia, fraqueza física e hemorragias. Em mulheres ocorrem distúrbios menstruais, como irregularidades ou alterações na quantidade de sangue eliminado.

Caso o Ki dos rins se eleve, atacará por dominação o coração, causando temor na mente sem razão aparente, insônia, palpitações e falta de ar.

Este quadro foi relacionado com uma paciente que desenvolvera Síndrome do Pânico na patologia da medicina ocidental, e cujo estado clínico pode ser explicado por este mecanismo, comprovando-se o seu estado energético pela observação do pulso. O *Shen* está fraco e a energia vital dos rins tentando suprir o vazio energético mas que acaba por lesar o coração enfraquecido, deixando assim de alimentar a Madeira, em especial o fígado e a vesícula biliar, enfraquecendo a força de vontade e determinação do doente no sentido de encontrar uma motivação pessoal que o levasse a erradicar os pensamentos e as emoções negativas que bloqueavam sua vitalidade.

Pulso disperso

É considerado de difícil análise. Sente-se como um pulso que é vazio e cheio na superfície. É confuso procurar o pulso em maior profundidade e imperceptível ao aprofundá-lo. Além disso é arrítmico, com intervalos regulares entre cada um de seus batimentos. Trata-se de uma combinação de vários outros tipos de pulso. É descrito tradicionalmente como *"pétalas de flores levadas pelo vento e que caem em um regato"*. Se o estudo das descrições relativas a cada um dos pulsos já parecia de difícil compreensão, imagine agora.

As flores se abrem após um longo inverno para em seguida se desprenderem e caírem. No pulso disperso, as pulsações são como as pétalas dessas flores, indicando as energias de um doente cuja energia vital se perde lentamente. Seu pulso tem características de vazio de energia, pois são levadas pelo vento e dispersas pela correnteza.

Os estados patológicos indicam que o Ki correto está esgotado e o Jing Ki está por desaparecer. É um sinal de gravidade do estado do doente. Se a moléstia for muito prolongada, indica uma deficiência do Ki dos rins, que pode ser confirmada ao palpar o pulso vazio no ponto referente ao elemento Água.

Há porém um momento em que este pulso não é sinal de agravamento ou morte, mas simboliza a vida. O pulso disperso em gestantes é indicativo do momento do parto. Nesse caso, as energias do corpo não são simplesmente dispersas, mas se dirigem ao útero para assegurar um trabalho de parto sem riscos. Entretanto, se for sentido o pulso disperso antes que a gravidez chegue a termo, pode indicar aborto iminente.

Pulso em talo de cebolinha

Esse pulso ocorre pela combinação de sintomas que gerariam dois tipos de pulsações, promovendo um pulso oco que pode ser sentido correndo sob o dedo, e um pulso longo.

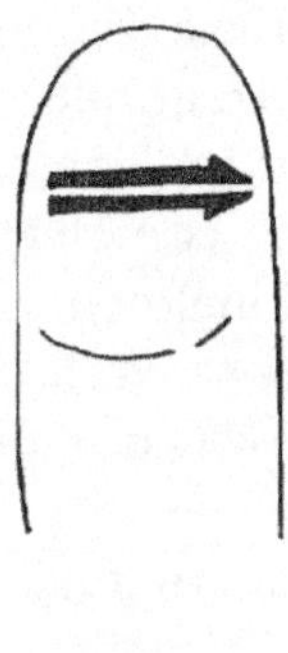

Está presente em quadros que decorrem de grandes perdas de sangue ou transpirações abundantes. Os líquidos internos do corpo estão esgotados, e o Yang Ki flutua na superfície. Podem indicar presença de Fogo em meridianos Yang quando existem sintomas como hemorragias nasais ou hemoptise. Se houver Fogo nos meridianos Yin, acompanham metrorragias ou eliminação de sangue com as fezes.

Terra: Estômago ⇄ Metal: Intestino grosso - Pulso em talo de cebolinha

A perda de energia Yin no estômago diminui a formação de líquidos internos para o intestino grosso, o que dificulta a eliminação das fezes e gera obstipação e ressecamento das mesmas. O pulso em talo de cebolinha indica que devido à estagnação de energia impura no Metal ocorre uma dificuldade em eliminar os resíduos através das fezes, o que pode gerar um retorno dessas energias impuras acumuladas em Metal para a Terra num sentido inverso ao do ciclo normal das energias, causando quadros associados de hemorragias nasais, hemoptise ou perdas excessivas de sangue menstrual.

Pulso em gancho

É um pulso descrito como a *"trazer o pequeno peixe à superfície, quando só então ele escapa".* Poderíamos chamar este pulso também de pulso em anzol ou de pescador.

Sentimos esse pulso como um pescador que atira o anzol no lago e, ao sentir a fisgada, tenta trazer o peixe para a superfície, mas o perde antes de conseguir tirá-lo da água, ficando com o anzol vazio.

O pulso em gancho é dessa forma descrito como um pulso profundo sentido em profundidade e que acompanha o dedo quando o elevamos em direção à superfície. Contudo, mais próximo à superfície o perdemos, devendo aprofundar o dedo para poder senti-lo novamente.

Indica um momento de transição em que um quadro Yin adquire características Yang ou em que as energias aprofundadas se exteriorizam. Como quando o frio se aquece ou o vazio adquire plenitude. Pode estar dessa forma presente nas Síndromes Biao-Li (Superfície - Profundidade), em que não há predomínio absoluto das energias em superfície ou em profundidade.

Quando o Ki correto domina, há febre. Mas se o Ki incorreto prevalecer, encontra-se um quadro febril alternando-se com calafrios. A energia de defesa enfraquecida não consegue controlar a transformação das energias que se modificam constantemente.

Em mulheres na época pré-menstrual, ocorre um acúmulo de energia Yin nos rins, que se manifesta no aumento da quantidade de sangue no útero. Essa energia é controlada pelo fígado, que é o órgão responsável pelo armazenamento do sangue no corpo. Se devido a um processo energético ocorrer um excesso de energia que se acumula no fígado, essa manifesta a energia emocional relacionada a Madeira, que é a raiva, exteriormente fazendo com que as mulheres fiquem mais agitadas e irritadiças. Muitas pacientes referem que nesta época se sentem angustiadas e deprimidas "por dentro", e que isso acaba levando-as a uma reação de agitação que se manifesta fisicamente, exteriorizando sua ansiedade. Esse é um componente bem conhecido em termos médicos no Ocidente como a Síndrome da Tensão Pré-Menstrual, ou simplesmente como TPM.

Mais do que isso, a exteriorização de um componente emocional interior representa exatamente a transição do quadro Biao-Li (Superfície-Profundidade) citado anteriormente como associado ao pulso em gancho.

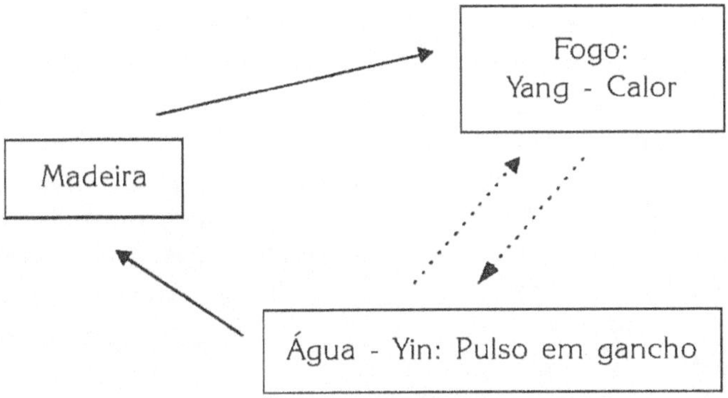

Contudo, ao perder a energia de sangue no útero na menstruação essa paciente pode ter parte dessa energia Yin armazenada em Água vindo a agredir o elemento Fogo, gerando calor na "Morada do Shen", o que ocasiona quadros associados de insônia e um sintoma descrito como confusão mental, em que a paciente se sente confusa, como se os pensamentos "estivessem todos fora de ordem dentro de sua cabeça".

Pulso acelerado

É como *"o revoar de um bando de pássaros"*.

Considera-se um pulso como acelerado quando se contam mais de seis batimentos por ciclo respiratório.

Presentes nos grandes excessos de Yang, em que esta energia, por estar relacionada com o movimento, causa um aumento do trânsito das energias e do sangue pelos vasos e meridianos. Entretanto, esse pode ser também um quadro de falso excesso de Yang causado por uma grande deficiência de Yin, sendo que nesse caso pode ser um sinal de um quadro de prognóstico extremamente negativo em que o Yin está muito esgotado e o Yang saindo do corpo.

Algumas vezes esse tipo de pulso pode ser encontrado em condições normais no corpo, como após exercícios ou relação sexual, quando há uma elevação do Yang Ki e diminuição por consumo do Yin Jing.

Por outro lado, o pulso acelerado pode ser considerado um pulso normal nas crianças, que se assemelha *"ao de um passarinho"*. Isso se deve ao fato de as crianças terem um excesso de energia Yang usado em seu crescimento e desenvolvimento físico e mental. Por isso se deve alimentar as crianças com carne, alimento rico em Yang Ki. Essa energia Yang se deposita principalmente nos membros inferiores das crianças, por isso sua agilidade e necessidade de estar sempre se movimentando, andando e correndo sem parar.

Nos casos de Yin vazio, encontramos como principais sintomas o emagrecimento, boca seca, tonturas, intestino preso, sede e diminuição da diurese. Quando associados a sintomas como calor na palma das mãos, pés e região do peito, transpiração abundante e dor torácica, indica que o Yang está sem o controle moderador da energia Yin.

Nesse caso, se o quadro evoluir com o aparecimento de febres intensas, desidratação, evacuações sem controle, vômitos e fortes hemorragias, considera-se o prognóstico de forma extremamente pessimista.

Pulso sólido

Também denominado de pulso escondido ou pulso em pedra. É sentido apenas em profundidade, próximo ao osso, *"como se fosse uma pedra que, atirada dentro de um lago, não parasse até atingir o lago e se ocultar no lodo"*.

Indica um grande acúmulo de frio perverso no interior do corpo, próximo à medula dos ossos. Geralmente associa-se a síndromes de deficiência de Ki dos rins ou do baço e fígado. O frio Yin no interior do corpo congestiona o Ki e o Hsue, impedindo-os de circular próximo à parte externa do corpo, mantendo-os em profundidade.

Em algumas mulheres, podemos encontrar este pulso nos casos de falta de libido, quadro conhecido talvez não por acaso como "frigidez", causada por frio perverso que esvazia o Yang dos rins. A paciente nesse caso sente temor ao frio, melhorado pelo calor, membros frios, ausência de sede e diminuição ou aumento da diurese.

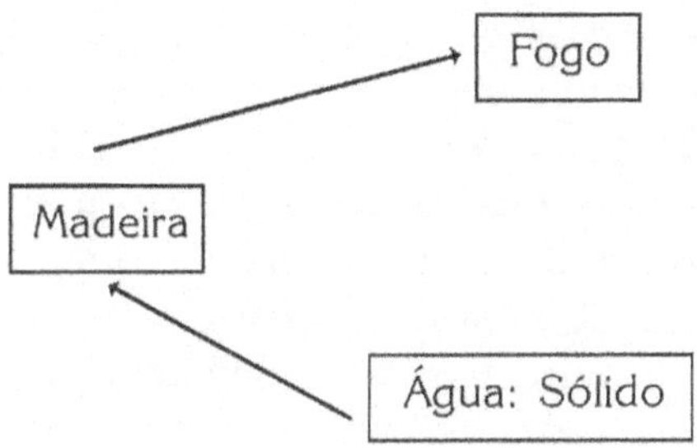

Nesse caso, também o Yang dos rins não pode aquecer o corpo e a paciente se queixa de dores lombares que geralmente não são fortes, sentidas mais como "uma dor de incômodo" que não a abandona, localizando-se geralmente na região lombar próxima ao final da coluna.

O frio perverso, ao penetrar nos meridianos, pode atingir outros órgãos, gerando sintomas específicos como edemas e celulite (Água), ascite (Madeira), dispnéia, palpitações e tosse (Fogo). Com o tempo esta energia que não consegue alimentar adequadamente os órgãos dos elementos passa a gerar um vento interno que se manifesta como alterações variáveis no estado emocional da paciente, que se sente descontrolada, alternando vários estados de ânimo durante o dia com insônia durante a noite

Muitos estudantes de acupuntura já devem ter procurado entender de que se trata este agente perverso, o vento, que estudam durante cursos de medicina oriental. Uma das definições desse agente são os estados emocionais, que se movem como o vento, não parando e mudando seu estado constantemente. É ele que faz com que nos sintamos ora alegres, ora tristes ou preocupados. Se o vento fica preso dentro de um dos elementos, não conseguindo sair com facilidade, ele acaba provocando um pequeno furacão interior.

Por esse motivo os chineses sempre procuram se proteger do vento perverso agasalhando-se bem. Talvez pelo mesmo motivo nossas mães sempre nos diziam para evitarmos tomar vento pelas costas. O vento também se manifesta no corpo de outras maneiras. Dores que aparecem em diferentes partes do corpo, como as dores articulares da gota, são consideradas causadas pelo vento perverso na medicina chinesa. Outro quadro que pode ser associado ao vento são as labirintites, com seus sintomas de vertigens e zumbidos, como se houvesse um forte vento dentro de nossas cabeças.

Esse mesmo pulso também pode estar associado a casos em que ocorra acúmulo de calor perverso, como em casos de esterilidade masculina, menopausa precoce ou um desequilíbrio energético devido a excessos ou acúmulo alimentar.

Pulso intermitente

Também denominado de pulso periódico. Caracteriza-se por haver uma interrupção entre uma ou duas pulsações a intervalos regulares. Os períodos de parada podem ser relativamente longos, indicando intervalos que poderiam compreender até duas pulsações normais, mas sempre ocorrendo a intervalos regulares.

...... pulso - pulso - pausa - pausa - pulso -pulso - pausa - pausa - ....

Indicam uma deficiência de Ki ou de sangue, muitas vezes representados sobre órgãos específicos. Relacionam-se geralmente a Síndromes de Vento (Fong Zheng), que aprisionam o sangue. Nesse caso os intervalos de pausa são interpretados como sendo o vento que, penetrando dentro dos meridianos, acaba impedindo a energia e o sangue de se moverem, liberando-o a seguir, ocasionando esse tipo de pulso.

O bloqueio pode vir a se transformar num ponto de estagnação de energia, o que pode ser sentido posteriormente como uma transformação desse tipo de pulso em outro que indique excesso de energia como em um pulso cheio ou mesmo em um pulso oco.

Outro quadro que pode ser associado a esse pulso ocorre quando há insuficiência do Yang vital com debilidade dos órgãos Fu. A energia Yang está relacionada com o movimento. Se há uma deficiência dessa energia, não há movimentação das energias no interior do pulso. É como se um atleta, após correr alguns metros, parasse para recuperar o fôlego e depois recomeçasse a corrida. Essa deficiência da energia Yang pode estar relacionada com distúrbios de assimilação e transformação de Ying Ki.

···→ Fogo → Terra: Pulso intermitente → Metal ···→

Se o elemento Terra apresenta pulso intermitente e o paciente apresenta sintomas de Síndrome de Vento no baço, como cólicas, azia, eructação; saberemos que o Ki nesse órgão não está conseguindo fluir com facilidade através de Terra. Assim como o vento, que quando fica preso em um canto de onde não consegue sair, cria um redemoinho, o pulso mostra essa dificuldade em prosseguir. Mas tal como o vento, assim que se torna mais forte ou rápido encontra uma forma de escapar, e esvazia o local. E novamente, torna a se acumular e a criar outros redemoinhos, um após o outro. Se a energia está se acumulando em Terra e deixa de alimentar corretamente seu Elemento-Filha Metal, este poderá manifestar sinais de enfraquecimento no pulso, com características de tipo profundo, fraco, fino ou outros. Por outro lado, o Elemento-Mãe Fogo irá adquirir características de estagnação no pulso.

Nos casos de deficiência da energia Yang, teremos também um pulso fraco, porém forte ou tenso em seu Elemento-Mãe Fogo, que não possui energia que proporcione sustento ao movimento, mas que a cada momento libera energias, alimentando a Terra e gerando o pulso Intermitente.

Pulso alternado

Esse pulso possui uma das descrições mais simbólicas, mas que por isso mesmo o transformou em um pulso de difícil compreensão. Contudo, como venho tentando esclarecer, é dentro dessa aparente complexidade que reside a simplicidade para se poder explicar com poucas palavras o que os pulsos querem nos dizer. Como nos sonhos, muitas das informações apresentadas vêm de uma forma simbólica, e não como uma história coerente. Quantos de nós não buscam auxílio nos livros para procurar uma explicação para os sonhos que tivemos e que muitas vezes carregam um significado oculto?

O pulso alternado é descrito como "Tigre e Dragão caminhando no pulso. Ora se vê a cauda do Tigre, ora se vê a cauda do Dragão".

Trata-se de um pulso que alterna uma pulsação forte seguida de uma pulsação mais fraca que vão se alternando uma à outra em um ritmo regular. Esse pulso nos diz que está havendo um desacordo entre o Ki e o sangue. O batimento mais forte é a pulsação do Dragão ou do Ki. Já a pulsação mais fraca é a do Tigre ou do sangue. Devemos ter em mente que nesse caso o pulso do Dragão também é a manifestação da energia Yang, enquanto o pulso do Tigre representa a energia Yin. Se essas energias estiverem em luta, como o Tigre e o Dragão, então está para ocorrer um desequilíbrio entre essas energias.

A energia de defesa está enfraquecida, porém ainda não está esgotada, por isso o Tigre e o Dragão podem caminhar lado a lado. Ambos mostram suas caudas ao oponente em sinal de força. Se o Wei Ki não puder mais separá-los, haverá desequilíbrio entre o Yin e o Yang.

Num paciente idoso apresentando perda de memória e de coordenação motora foi notada a presença desse pulso no fígado, indicando a oscilação da energia vital neste órgão acompanhada de deficiência de energias nos rins, coração e circulação-sexualidade. As energias vitais dos rins e do *Shen* não eram suficientes para manter a integridade entre o Yin e o Yang, e isso foi evidenciado pelo pulso alternado no fígado que tentava manter a harmonia interior e garantir a vitalidade.

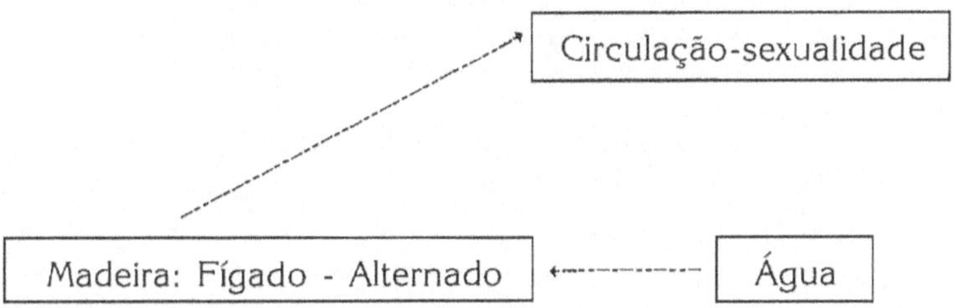

Pulso atado

É comparado ao "*avançar de um exército por entre as defesas do inimigo*". É um pulso rápido com paradas irregulares. A batalha que se trava pode ser devida a uma desarmonia entre as energias Yin e Yang. O pulso é rápido, como um exército que avança em direção às linhas inimigas e os intervalos representam períodos em que ora prevalece a energia Yin, ora prevalece a energia Yang, fazendo com que os exércitos recuem e avancem conforme ataquem ou sejam atacados. É um equilíbrio instável das energias.

Presente em Síndromes de Umidade Perversa gerando mucosidade, com inchaços dolorosos no corpo, forma pulsos atados nos Zang-Fu comprometidos. Também Síndromes de Excesso de Calor, levando à estagnação do Ki e ao acúmulo do sangue, proporcionam a sensação desse pulso. Se o pulso torna-se atado, fino e fraco, é sinal de agravamento da doença, pois um dos exércitos está por cair.

Um pulso atado pode ser sentido em Metal, indicando esse estado de estagnação das energias entre Metal e Água que geram um quadro em que se alternam sintomas conforme as energias se acumulam em Metal, com estados de congestão pulmonar, coriza, bronquite, eczemas ou outros. Quando melhoram esses sintomas, o paciente queixa-se de edemas, cistite, inflamações renais ou cálculos. Nesse caso, se o pulso em Água se tornar fino e fraco, indicará agravamento dos sintomas gerais.

Água	↔	Metal: Atado

No caso apresentado no pulso alternado, poderemos ter a evolução do quadro com a presença de um pulso atado entre Água e Madeira ou Madeira e Fogo. Em ambos os casos, a indicação é de que a energia de defesa interior está se perdendo, não conseguindo se equilibrar. O prognóstico não é dos melhores, pois pode evoluir para um quadro de senilidade ou de perda completa da coordenação motora por parte do paciente.

Casos clínicos

Alguns dos relatos mencionados neste capítulo foram obtidos de pacientes atendidos em consultório e nos ambulatórios dos cursos de acupuntura e medicina oriental. Outros foram trazidos por alunos e colegas para discussão e análise, como modelos de estudo. Os casos discutidos levam em consideração apenas alguns dos dados obtidos durante o interrogatório clínico. Outros dados como a interpretação visual (fisiognomia), exame da língua, urina, palpação e demais referências de anamnese não foram levados em consideração no presente estudo, para que fosse possível nos concentrarmos apenas na avaliação dos pulsos, bem como em sua relação com o quadro clínico referido pelos pacientes.

Caso I:

M.S.P., 59 anos, sexo masculino, casado, comerciante.

Paciente com queixa de "dores no peito há 3 meses". Durante a entrevista o paciente relatou que apresentava dores na região torácica, "como uma sensação de sufocamento e dificuldade de respirar", melhorando após conseguir soltar o ar preso no peito. Menciona ainda que às vezes a sensação é tão forte que a visão fica obscurecida, mas não chega a perder os sentidos.

Durante a avaliação dos pulsos foram anotadas as seguintes pulsações:

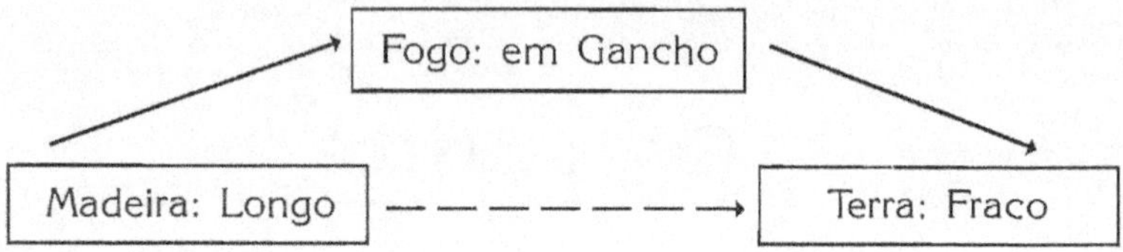

Os pulsos longo e em gancho ajudaram a estabelecer a possibilidade de um quadro de estagnação de energia de Zhong Ki, isto é, no Aquecedor Superior, caracterizado pelos sintomas de sensação de sufocamento e "dores no peito". Há no elemento Madeira uma estagnação que torna difícil a passagem das energias nos Zang-Fu deste elemento, o que faz com que as energias circulem mais devagar, passando mais lentamente, o que gera o pulso longo. Mas os órgãos estão sendo alimentados e suas funções preservadas. Os pulsos mostram também que a origem dos distúrbios de energias não está no coração, como se poderia supor numa primeira avaliação, mas nos órgãos do elemento de Madeira.

Já no pulso em gancho, as energias estão mais interiorizadas. Pode ser o predomínio das energias Yin ou um enfraquecimento do Yang Ki. Contudo, há sinal de estagnação das energias. Por isso a energia de Terra, que deveria estar sendo nutrida por Fogo, está em baixa.

O pulso fraco em Terra pode estar relacionado ainda com a visão obscurecida, devido à perda de energia no fígado de Madeira e baço de Terra, diminuindo a nutrição sangüínea nos olhos.

No tratamento tentou-se apenas fazer com que as energias no fígado fossem deslocadas. Com isso o paciente já dizia apresentar melhora das dores, mas que havia sentido uma sensação semelhante à que tinha no peito, irradiando para a região da "boca do estômago". Ao ser feita uma nova avaliação dos pulsos notou-se que seu pulso então apresentava:

Longo em Madeira
Cheio em Fogo
Profundo em Terra

As variações encontradas ajudam a compreender o que está acontecendo com o paciente e a confirmar que as energias estavam apresentando uma propagação pelos elementos, mas que devemos proteger os órgãos de Terra que estão recebendo o fluxo de energias provenientes de Madeira e Fogo.

Ao se realizar a proteção das energias de Terra por meio da sua tonificação, as energias de Madeira foram liberadas e passaram a percorrer novamente os vasos de energia do corpo.

Caso II:

I.F.M., 23 anos, sexo feminino, solteira, estudante.

A paciente se queixa de "fortes dores de cabeça há 4 anos", latentes, em toda a cabeça, que se manifestam quase diariamente, "acorda com dor e dorme com dor". Diz que por vezes chega a ficar sem dores por até uma semana mas que elas sempre retornam. Geralmente vêm acompanhadas de tonturas e torcicolos.

Menciona ainda que já usou vários tipos de medicamentos, inclusive calmantes, "além de já ter feito psicoterapia por seis meses sem resultado". Realizou, a pedido de dois médicos, tomografias e eletroencefalografia que nada detectaram de anormal.

Nega que as dores estejam relacionadas com os ciclos menstruais, mas afirma que estes são irregulares, "atrasando sempre". Chegou a ficar sem menstruar por até um mês e meio.

Na avaliação dos pulsos realizada nesta paciente, encontramos os seguintes tipos de pulsos:

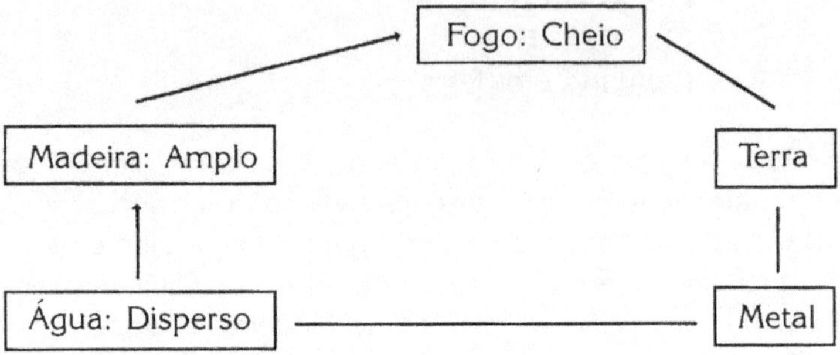

O fato de a energia de Hsue (sangue) não estar descendo regularmente nos ciclos menstruais deve-se à dispersão das energias dos rins que vão se acumulando nos seus elementos seguintes, Madeira e Fogo, manifestando-se como os sintomas que compõem o quadro de queixas da paciente. A dor de cabeça, o torcicolo e as tonturas são devidos à estagnação das energias e do sangue nesses dois elementos.

O tratamento realizado nesse caso foi de sangria e ventosaterapia, sendo que na avaliação seguinte observou-se que:

Fogo e Madeira passaram a apresentar pulsações fortes, mas sem os sinais de excesso ou estagnação de energia.

O pulso disperso se tornou mais regular, mas o pulso de Terra ficou mais rápido, o que indica que a energia de Fogo que foi dispersada poderia vir a causar alguma forma de alteração indevida sobre o baço-pâncreas ou o estômago. Aplicou-se acupuntura para proteger esses órgãos Zang-Fu de qualquer tipo de agressão.

No primeiro retorno, a paciente já apresentava quadro mais estável com os pulsos de Madeira e Fogo mais fortes e regulares. O pulso em Água havia se tornado tenso e superficial. As energias sobre esse elemento já se tornavam cada vez mais estáveis.

A paciente disse que as dores de cabeça estavam menos intensas e que duravam menos tempo.

Caso III:

Paciente do sexo feminino, 44 anos, dona de casa.

Procurou o ambulatório dizendo que todos os anos, no final do período da primavera e início do verão, apresentava queda de cabelos, acompanhada por pruridos na cabeça, quadro que chegava a durar até 5 meses, quando então voltava ao normal. Após ter consultado especialistas das áreas de dermatologia e endocrinologia sem resultados, procurou-nos para tratamento.

Os pulsos apresentavam-se:

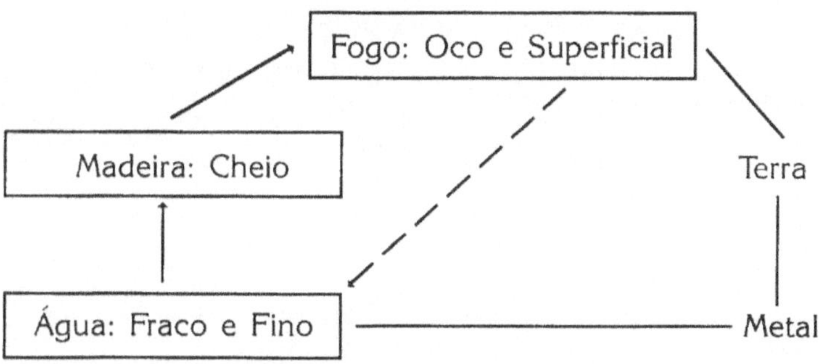

O pulso fraco e fino em Água explica a perda de cabelos, pois nele estão os rins, responsáveis pelo crescimento e força dos mesmos. A energia de Água não estaria sendo suficiente para seu desenvolvimento, sendo além disso dominada pela energia de Fogo, que está excessiva e que ataca seu elemento Neta que se encontra enfraquecido.

Para se avaliar o estado energético dos órgãos do elemento Água é feita apenas a aplicação de moxa em pontos específicos de tonificação dos meridianos dos rins e da bexiga, sendo a seguir realizada uma nova aferição dos pulsos:

Água tornou-se longo
Fogo tornou-se forte e tenso

Ambos os resultados demonstravam a possibilidade de se iniciar um tratamento por meio do estímulo dos órgãos Zang-Fu do elemento Água. Entretanto, durante essa segunda avaliação dos pulsos, notou-se que as pulsações sentidas no ponto de Metal passaram a apresentar características que o classificavam como sendo mais superficial e rápido, o que poderia significar que o Yang Ki em excesso de Fogo estaria passando a agredir o Metal, sendo que então, ao se realizar a tonificação de Água, também se deveria proteger o elemento de Metal, para que as energias liberadas a partir de Fogo não viessem a dominar em excesso o Metal, que poderia enfraquecer e adoecer.

Trata-se sempre de um equilíbrio dinâmico das forças que governam o corpo. Como foi ressaltado desde o início deste trabalho, não se trata apenas de saber se existe excesso ou perda de energias, mas para onde elas estão indo e de onde as estamos retirando para preencher um estado de vazio.

Caso IV:

Paciente do sexo feminino, 31 anos, casada, secretária.

Esta paciente veio buscar tratamento por estar grávida e apresentando uma história clínica obstétrica pregressa onde constava que em suas duas primeiras gestações havia sofrido abortos espontâneos sem causa aparente. Sua terceira gestação foi considerada de alto risco, com quadros hemorrágicos que, apesar da falta de esclarecimento, foram controlados desde o início, culminando com um parto cesariana de uma criança prematura que apresentou boa evolução, gozando atualmente de boa saúde física e mental.

Essa seria sua quarta gestação e a paciente desejava fazer um acompanhamento alternativo para aumentar as possibilidades de uma gestação normal. Apresentava um quadro de hemorragia uterina moderada, encontrando-se sob tratamento obstétrico tradicional.

Na avaliação dos pulsos foram observados:

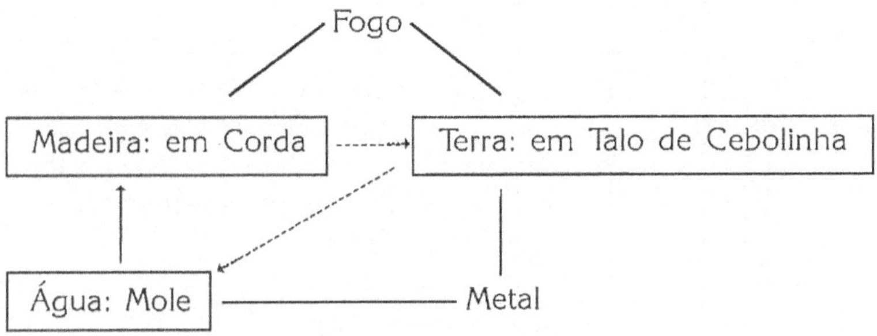

O prognóstico dessa paciente já não aparentava ser dos melhores, dado seu histórico clínico. O exame dos pulsos não revelava dados animadores como pudemos considerar. Esses dados foram confirmados posteriormente, pois infelizmente, apesar dos tratamentos realizados, a paciente não conseguiu manter a gestação, tendo sofrido novo aborto espontâneo após 15 dias.

O pulso em talo de cebolinha em Terra revelava a perda de sangue apresentada na ocasião. Uma perda de energia que gerava um vazio interior representado pela porção oca ou vazia do pulso, sendo que tal perda era constante e progressiva. Associado ao pulso mole em Água caracterizava uma grande perda de Yang Ki dos rins. O pulso em corda em Madeira indicava que havia a perda do controle do fígado no equilíbrio entre sangue e Ki. Com tais características, os pulsos já não indicavam um bom prognóstico para esse caso. Durante o tratamento, essas características foram alteradas por breves momentos retornando rapidamente ao pulso anterior. As energias não se mantinham em ordem, apesar das várias tentativas para manter um equilíbrio.

Caso V:

Paciente do sexo masculino, 80 anos de idade, viúvo, aposentado (carpintaria).

O paciente veio trazido pelo filho apresentando falta de coordenação motora, perda de memória e dificuldade para falar há aproximadamente 5 anos. O diagnóstico feito pela medicina ocidental segundo seu acompanhante seria de Mal de Alzheimer, ou um quadro de senilidade precoce, de etiologia não esclarecida.

Durante a avaliação dos pulsos foram determinados:

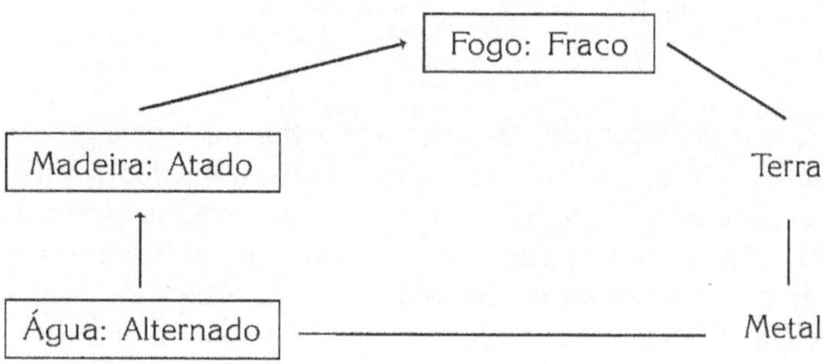

O pulso alternado encontrado no elemento Água indica que o paciente vem sofrendo de perda da energia vital primordial, mas que apesar disso vinha resistindo ao esgotamento. Há porém um desequilíbrio de energias Yin e Yang, entre o sangue e a energia. Ora estão sendo nutridos os órgãos Zang, ora os órgãos Fu. Mas entre eles já não existe equilíbrio.

Há também uma perda de Ki do coração, o que provoca nesse paciente o esvaziamento do *Shen*. O paciente então perde a memória e a consciência dos momentos presentes, ficando mais ligado a pensamentos passados. A perda da capacidade de falar deve-se também à perda de energia do coração, cujas energias são exteriorizadas pela língua.

O pulso atado em Madeira indica que o fígado não controla as energias, ficando "sem saber a quem deve prestar auxílio. Ao que contém a energia vital ou ao que contém o *Shen*".

O prognóstico descrito pelos pulsos com relação a esse paciente mostrou-se limitado, sendo possível apenas tentar melhorar ao máximo sua qualidade de vida. Foi realizado um tratamento com fitoterapia, acupuntura e aplicações diárias de moxa que melhoraram significativamente seu estado físico mas seu estado mental não apresentou melhoras.

Caso VI:

Mulher de 35 anos, separada, com um quadro de cólicas menstruais de forte a moderada intensidade havia aproximadamente três anos, sentidas antes do fluxo menstrual, que se apresentava como regular, em quantidade acima do normal (SIC), que tinham o aspecto de placas de coloração vermelho-escuro, "quase preto".

História obstétrica de uma gestação, com parto normal, a termo, havia 5 anos. Nega complicações durante a gestação.

No estudo dos pulsos encontrou-se:

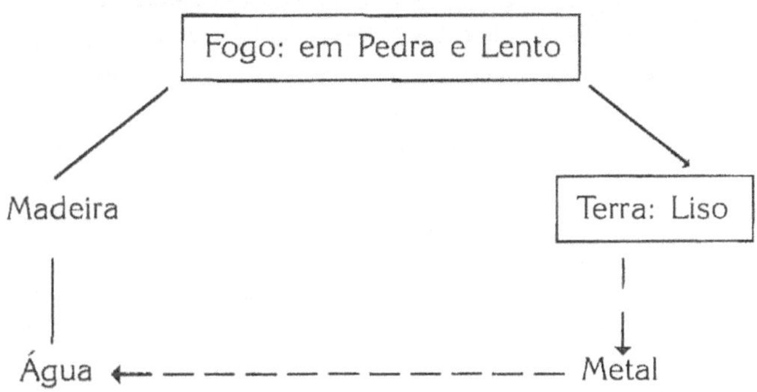

O estado clínico e os pulsos evidenciavam a formação de frio perverso em Fogo Yin (circulação-sexualidade/triplo aquecedor), com o pulso revelando-se como sólido ou em pedra em lento, pois a energia de sangue (Hsue) está presa no "Vaso da Concepção", o útero.

As energias que chegam até Terra não conseguem manter o fluxo normal. O sangue está preso no interior dos vasos do útero e não consegue sair, mas apesar disso, aos poucos vai vencendo a resistência continuando a percorrer os caminhos do ciclo normal. Isso pode ser sentido pelo pulso liso em Terra.

Conforme as energias do Fogo Yin são liberadas, as energias dos rins são alimentadas. Em um determinado momento, os rins atingem um ponto em que conseguem liberar o excesso de Hsue contido no útero. O sangue então se desprende em placas, "como o gelo que se solta em pedaços de um rio que degela na primavera".

Os pulsos nos ajudam a revelar ou comprovar a natureza do agente perverso conforme o que se sente nas pulsações, como o que foi feito no exame acima. Dessa forma podemos conhecer o melhor meio de tratarmos o paciente. No caso, as cólicas menstruais reagiram muito bem ao tratamento por meio da aplicação de moxa. Outras cólicas poderiam não reagir bem. Existem por exemplo aquelas em que o agente causal é calor perverso, sendo que nesse caso já teríamos uma alteração visível pelo aspecto do sangue menstrual que desce não em placas, mas em coágulos de coloração mais avermelhada.

Caso VII:

J.L.K., paciente do sexo masculino, 33 anos, casado, comerciante.

Paciente com queixa de "impotência sexual há 2 anos". Diz que consegue manter a ereção por poucos segundos. Quando consegue mantê-la por mais tempo, realiza a penetração e tem ejaculação normal. Muitas vezes acorda com o pênis em semiereção. A história clínica apresentada pelo paciente não caracterizaria um quadro de impotência sexual de origem orgânica.

No exame dos pulsos foram constatados:

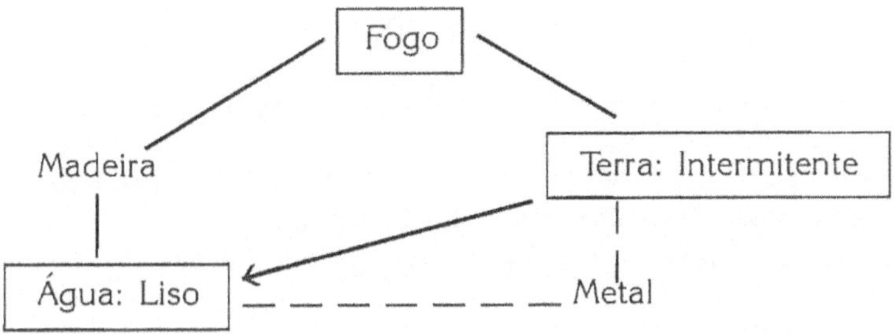

Os pulsos nos dizem que o problema do paciente deve-se a uma falha no aporte da energia do sangue (Hsue) para a região dos rins, visto que apesar de não obter uma ereção completa, o paciente chega muitas vezes a ter ejaculação normal. Assim, a energia dos rins se completa de modo a gerar o esperma, mas não tem aporte suficiente da energia nutriente do baço para lhe dar sustentação.

Entretanto, foi solicitado um espermograma para o paciente, pois a presença do pulso liso no elemento água poderia estar relacionada a uma perda progressiva da energia dos rins. O resultado do exame mostrou que de fato havia uma redução do número de espermatozóides.

Perceba que em todos os casos são realizadas análises em três elementos a partir da observação de um deles que está aparentemente sendo o mais comprometido. Esse poderia ser chamado elemento de choque, ou de origem.

A partir dele desenvolvemos a estrutura tríplice familiar dos elementos como Avó-Mãe-Neta, na qual o elemento de choque pode ser qualquer um deles.

Repare também que os pulsos, de uma maneira simbólica, contam uma história através da forma pela qual as energias do corpo estão circulando pelos meridianos e campos de energia dos corpos, restando-nos a possibilidade de corrigir seus fluxos de energia e sangue quando estes estão alterados por fatores internos ou externos a eles.

Caso VIII:

Paciente do sexo feminino, 39 anos, parda, casada, do lar.

Apresenta quadro de vitiligo há 6 anos, com despigmentação na região das mãos, pés, tórax e abdome.

Pela avaliação dos pulsos foram constatados:

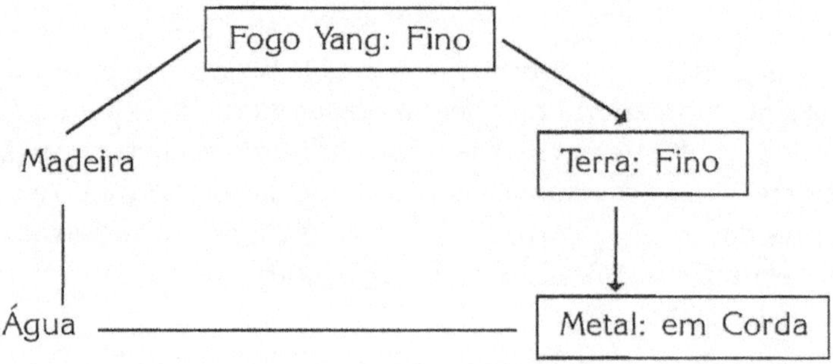

A paciente apresentava pulso em Fogo Yang fino, enquanto o pulso em fogo Yin estava curto e forte. A manifestação de seu vitiligo possuía então um princípio no elemento Fogo Yang, ou mais precisamente no coração, confirmada pelo histórico clínico da paciente que possuía uma perda de sua auto-estima, sonolência e se "esquecia facilmente", o que representava um enfraquecimento do *Shen*.

O pulso sino reaparecia no elemento de Terra, ficando também mais tenso. A paciente disse que antes do aparecimento do quadro de vitiligo, começou a ganhar peso, o que aumentou consideravelmente depois que apareceu o vitiligo.

Sendo o baço o órgão responsável pelas carnes do corpo e a separação das energias pura e impura dos alimentos, os pulsos alertam seu envolvimento no estado presente da paciente.

O vitiligo, queixa principal da paciente, não teria suas causas no elemento Metal, onde temos os pulmões e seu tecido correspondente, a pele, a qual está comprometida pelo vitiligo, e que teria chamado a atenção inicialmente, levando a um diagnóstico errôneo da etiologia da doença. Esta teria se manifestado pela perda inicial da energia de Fogo Yang.

Após quatro sessões de tratamento, as áreas de despigmentação cutânea do vitiligo já haviam se tornado significativamente menores, além do que a paciente dizia estar perdendo peso e mostrava um estado de ânimo muito melhor, tendo se tornado mais alegre e falante. Os sinais dos pulsos confirmavam esta melhora e garantiam um prognóstico ainda mais favorável.

Caso IX:

Paciente do sexo masculino, 33 anos de idade, casado.

Queixa-se de dor no tornozelo esquerdo há 6 anos. Quadro diagnosticado pela medicina ocidental como gota. Paciente apresenta crises de dores articulares, com processo inflamatório de edema, avermelhamento da pele, com dor e calor local, atingindo áreas articulares diferentes, "ora no joelho, ora nos tornozelos".

Exame laboratorial durante as crises revela um aumento na concentração sérica de ácido úrico no organismo.

Pela medicina oriental, esse quadro de artrite seria provocado por uma alteração das energias em baço-pâncreas e intestino grosso, que não conseguiam eliminar o excesso de energia impura, representada nesse caso pelo ácido úrico proveniente do metabolismo das proteínas ingeridas.

Essas energias terminariam por estagnar nos rins, os quais governam as articulações do corpo, gerando excesso de calor, o qual ao se desprender e alcançar o fígado gera vento interno, sendo o vento relacionado ao elemento Madeira, levando o efeito inflamatório de uma articulação para outra em crises que somente cedem quando o paciente faz uma dieta restritiva de carnes e outros alimentos de natureza Yang.

Os pulsos ajudaram a confirmar esse caso com a presença de pulso tenso em água e um pulso mais rápido e superficial em Madeira. O pulso de Terra estava apresentando características lento e oco.

Com esses tipos de pulsos, temos a noção das energias que, não percorrendo o caminho normal, tendem a se acumular em locais não adequados do corpo, como é o caso anterior, em que as energias nutrientes estão estagnadas dentro das articulações.

O diagnóstico e tratamento segundo a medicina oriental é um dos melhores exemplos das diferenças que podemos ter para um mesmo quadro sintomático. Muitas vezes os pacientes que procuram um tratamento de acupuntura podem vir ao consultório com um diagnóstico realizado. Ao serem inquiridos quanto ao motivo que os fez buscar o tratamento pela acupuntura, os pacientes podem responder com o diagnóstico pronto, como nas artrites. Muitos profissionais, médicos ou não, podem se deixar levar por essa facilidade e tratar esse paciente de artrite. Deixam de lado um dos princípios que valorizam as terapias alternativas, e que vêm começando a fazer parte da medicina tradicional: a atenção para com o paciente e não para com a doença.

Uma artrite pode parecer a mesma, com o quadro de dores articulares, mas sabemos que suas causas são as mais variadas. Na medicina oriental não é diferente. Devemos saber diferenciar cada uma delas. Algumas dores articulares são causadas por um agente perverso de frio, no qual as pessoas dizem que as dores aparecem com esse estado climático. Outros dizem que sentem dores "quando vai chover", e que são classificadas como um quadro no qual o paciente está mais vulnerável ao estado de excesso de umidade que penetra pelos poros de seu corpo até suas articulações. Outros ainda apresentam dores articulares quando surgem estados de calor ou o vento perversos. Cada um deles promove o desencadeamento de sintomas secundários diferentes mas que permitem ao profissional conhecer qual o melhor tipo de tratamento que se faz necessário. Não seria, por exemplo, indicado o uso de moxaterapia no tratamento de um paciente com um quadro de dores articulares causadas pelo agente calor. Por outro lado, ao reconhecermos o agente frio como o desencadeador do estado de saúde alterado no paciente, então a indicação da moxa seria reconhecidamente uma das escolhas mais adequadas. O exame dos pulsos torna-se evidente como um recurso dos mais úteis, sendo sua aplicação no diagnóstico e na prescrição dos tratamentos de grande importância.

Correlação pulsos e Zang-Fu

Alguns textos relacionam certas alterações sentidas nos pulsos com dados diagnósticos específicos, isto é, por meio da análise do trabalho de muitos dos mestres que citavam o tratamento de doenças semelhantes entre si, podiam verificar que existiam fatores de similaridade entre as descrições dos pulsos estudados, de modo que para pulsos semelhantes, relacionavam certas patologias a essas descrições. Essa é uma forma prática de se estudar os diversos tipos de pulsos, sendo uma das que se adaptaram ao espírito ocidental, para o qual deveriam existir pulsos específicos para todos os tipos de síndromes, bastando que essas alterações fossem observadas para que se pudesse reconhecer uma doença. Contudo, isso não é o estado mais comum, pois geralmente quando se encontram sinais desses pulsos, o órgão já está afetado energeticamente, de modo que além dele outros órgãos já manifestam o estado de desequilíbrio, o que modifica toda a visão da patologia, pois os sintomas não mais se manifestam em um órgão específico, mas se encontram localizados em outra parte do corpo, tendo o acupunturista, durante o tratamento, que acompanhar os sinais que indiquem onde está afetado o ciclo da energia vital em seu paciente.

"Ao se suspeitar (durante a investigação diagnóstica) que um órgão está afetado, devemos imediatamente verificar

se o pulso é lento ou rápido, amplo ou curto, deslizante ou rugoso. Assim se poderá ficar mais seguro quanto à natureza da moléstia. Para se ter certeza, devemos sempre comparar os três exames clássicos (pulso, fisiognomia e sinais físicos.)..."

Assim, alguns tipos de pulsos, quando encontrados em pontos referentes a um órgão ou a uma víscera específica, seriam suficientes para que se fechasse um diagnóstico. O exame detalhado dos pulsos pode ser no entanto o único método de avaliação necessário para o profissional acupunturista bem preparado fazer o tratamento de seu paciente. Aliás, muitos acupunturistas usam apenas o exame dos pulsos para diagnosticar seus pacientes e indicar seu tratamento. Esse procedimento entretanto não é o mais recomendado, seja entre acupunturistas médicos ou não-médicos pois não é bem entendido pelos pacientes.

Certos pulsos, entretanto, por serem encontrados acompanhando sintomas específicos em um órgão Zang-Fu, tornam mais prática a confirmação do diagnóstico, o que ajuda o acupunturista na elaboração mais adequada da forma de tratamento que irá destinar ao seu paciente. Dentre os sintomas que podem ser conhecidos temos:

CORAÇÃO:

Com pulso rápido e cheio: Se a característica de excesso for mínima, haverá dor irradiada para as omoplatas e o enfermo terá dificuldade em engolir alimentos sólidos ou líquidos.

Com pulso lento e mole: Paciente com sensação de opressão abaixo do coração. O doente passa a rir como um louco e pode apresentar eliminação esporádica de escarros com sangue.

Com pulso amplo: O doente apresenta a garganta obstruída e chiados ao respirar. Há dor irradiada até as costas e lacrimejamento.

Com pulso curto: Sinal de enfermidade degenerativa.

Com pulso liso: Paciente sente sede e dor irradiada até o umbigo.

Com pulso rugoso: Perda da voz e membros gelados. Também apresenta zumbidos nos ouvidos.

BAÇO:

Com pulso rápido e cheio: Atonia ou tetania muscular. Vômitos e salivação abundante.

Com pulso lento: Paralisia total do corpo ou restrita aos membros. Mantém contudo estado de boa saúde.

Com pulso amplo: Paralisia dos quatro membros e dores no corpo. Distensão abdominal.

Com pulso curto: Associado a sintomas de frio e calor. Corresponde a vazio de Yang e sangue. Acompanha doenças degenerativas.

Com pulso liso: Paciente com anúria e parasitose intestinal.

Com pulso rugoso: Lesões nos intestinos. Presença de sangue e pus nas fezes.

RINS:

Com pulso rápido e cheio: Infecção nos ossos. Pés gelados e atonia dos membros inferiores. Sensação de que há um "animalzinho percorrendo o ventre".

Com pulso lento: Dores e imobilidade da coluna. Distensão abdominal.

Com pulso curto: Diarréia intensa e doença degenerativa.

Com pulso liso: Anúria e sinais de doença nos ossos. Fraqueza nas pernas e perda visual.

Com pulso rugoso: Paciente apresenta abcessos generalizados.

PULMÕES:

Com pulso cheio e rápido: Paciente age como um louco. Sintomas de frio e calor. Obstrução nasal. Apatia e astenia. Tem dores lombares irradiadas para o peito e cospe sangue com freqüência.

Com pulso lento: Transpiração abundante, principalmente na nuca. Paralisia corporal.

Com pulso amplo: Edema de membros inferiores. Dor no peito irradiada para as costas. Medo do calor.

Com pulso curto: Diarréia e doença degenerativa.

Com pulso liso: Sinais de plenitude na parte superior do corpo e hemorragias na parte inferior.

Com pulso rugoso: Vômitos com sangue e pele ressecada na nuca. Caminha com dificuldade.

FÍGADO:

Com pulso cheio e rápido: Paciente sente raiva com facilidade. Energia acumulada nas costas e dor ao respirar.

Com pulso lento: Edemas e vômitos freqüentes.

Com pulso amplo: Abcessos, vômitos e sangramentos nasais. Testículos retraídos. Sensação de que o Ki sobe do baixo-ventre.

Com pulso curto: Muito catarro. Sinais de doença degenerativa.

Com pulso liso: Hérnias, incontinência urinária e sinais de afecções urogenitais.

Com pulso rugoso: Edemas generalizados e cãibras.

Por meio desses dados, o acupunturista pode identificar com maior precisão a alteração energética que deverá ser corrigida ou qual o agente perverso que agride o corpo. Tais sinais e sintomas ajudam a estabelecer o princípio que está desequilibrando as energias vitais do paciente e a melhor forma de ser corrigido.

Deve-se levar em consideração que os trechos descritos referem-se a análises encontradas, citadas por antigos autores acupunturistas, os quais descreviam os sintomas que mais freqüentemente encontravam relacionados com os pulsos chineses. Isso não significa que outras características patológicas não possam acompanhar os pulsos. Tais dados devem ser antes encarados como um estudo de casos em que os seus autores procuravam uma forma de esclarecer outros colegas quanto à sua metodologia de tratamento.

Existem muitos outros métodos que podem ser usados para avaliar os pulsos de acordo com os Zang-Fu considerando a intensidade das pulsações e comparando o pulso direito com o esquerdo. As variações de intensidade entre as pulsações refletem o estado das energias em cada meridiano, sendo que nesse caso devemos também levar em consideração as variações das energias masculina e feminina que se manifestam em lados diferentes do corpo. Contudo, de modo geral temos que:

Para o meridiano dos pulmões: Em caso de plenitude, o pulso direito está três vezes mais intenso que o pulso esquerdo.

Para o meridiano do intestino grosso: Em caso de plenitude, o pulso esquerdo está três vezes mais forte que o direito. Se há vazio, o pulso esquerdo está uma vez menor que o direito.

Para o meridiano do estômago: Em plenitude, o pulso esquerdo será três vezes maior que o direito. Em caso de vazio, o pulso esquerdo será uma vez maior que o direito.

Para o meridiano do baço: Se há plenitude, o pulso direito será três vezes maior que o esquerdo. Se há vazio, o pulso direito será uma vez maior que o esquerdo.

Para o meridiano do coração: Em plenitude, o pulso direito está duas vezes mais intenso que o esquerdo. Se há vazio, o pulso direito será uma vez menor que o esquerdo.

Para o meridiano do intestino delgado: Em plenitude, o pulso esquerdo é duas vezes mais intenso que o direito.

Para o meridiano da bexiga: Em caso de plenitude, o pulso esquerdo está duas vezes mais intenso que o direito. Se há vazio, o pulso esquerdo será uma vez menor que o direito.

Para o meridiano dos rins: Em plenitude, o pulso direito está uma vez menor que o esquerdo.
Para o meridiano da circulação-sexualidade: Em plenitude, o pulso direito é uma vez mais forte que o esquerdo. Em caso de vazio, o pulso direito é uma vez menor que o esquerdo.
Para o meridiano do triplo aquecedor: Em caso de plenitude, o pulso esquerdo está uma vez mais forte que o direito. Caso haja vazio, o pulso esquerdo será uma vez menor que o direito.
Para o meridiano da vesícula biliar: Em caso de plenitude, o pulso esquerdo está uma vez maior que o direito. Se há vazio, o pulso esquerdo está uma vez menor que o direito.
Para o meridiano do fígado: Se há plenitude, o pulso direito está uma vez mais intenso que o pulso esquerdo. Em caso de vazio, o pulso direito está uma vez menos intenso que o pulso esquerdo.

Encontramos também referências aos estados de alterações normais dos pulsos, bem como sugestões de métodos terapêuticos que podem ser aplicados como tratamento com base nos julgamentos dos estados energéticos dos pulsos:

"O Tsri Hao (pulso direito) representa o Ki interno do corpo, enquanto o Ran Ying (pulso esquerdo) representa o Ki externo do mesmo corpo. Seus batimentos devem ser harmoniosos e regulares.
Na primavera e verão, Ran Ying costuma ser mais amplo.
No outono e inverno, Tsri Hao encontra-se ligeiramente mais amplo.
É comum que os pulsos se encontrem em situação de plenitude.
Se surgir nos estados de vazio, significa que a energia perversa está presente tanto nos tecidos quanto nos meridianos.
Se a energia está debilitada devemos usar moxabustão.

Se os pulsos estão desiguais, tanto em plenitude quanto no vazio, devem-se aplicar sangrias.
Se não há nem vazio nem plenitude, recomenda-se o puncionamento dos pontos King.
Se há uma grande diferença entre os pulsos de Tsri Hao e Ran Ying equivalente a quatro vezes, mais ou menos amplos, é sinal de que o prognóstico é sombrio. Assim, para todos os casos, se há vazio, deve-se tonificar.
Se há plenitude, deve-se dispersar.
Se o pulso está mole, tonifica-se aplicando moxas ou prescrevendo fitoterapia. Se o Ki está debilitado no interior, aplicam-se apenas moxas.
Se o pulso é muito fino e forte, há sinal de congestão de sangue em algumas partes do corpo, devendo-se puncionar para atraí-la para um local mais favorável.
Se o pulso é fraco, porém amplo, mostra que os transtornos de energia estão se acalmando."

Como se pode perceber existem diversos modos de se analisar um pulso, mas o que realmente importa é a maneira com que eles são usados. Se um médico pede um exame de sangue (hemograma) é porque sabe o que o exame poderá dizer sobre o estado de saúde de seu doente. Não sabendo o que os dados desse exame lhe informam, este será apenas um pedaço de papel com alguns números sem sentido. Caso desejemos realmente, usar a Pulsologia como um método de diagnóstico, devemos conhecê-la em sua totalidade, ou esse método será incompleto, como seria um exame de sangue para um médico que apenas o solicita para saber se o paciente está ou não com anemia.

Assim como um hemograma, os pulsos servem como um excelente meio de se complementar os dados que obtemos dos pacientes por meio de outros mecanismos de diagnose e da anamnese. É no conjunto desses fatores que podemos ter uma visão mais profunda e detalhada sobre o estado de saúde do paciente e orientar seu tratamento.

SINAIS DE AGRAVAMENTO OU MELHORA

O exame dos pulsos tem um grande valor dentro da avaliação do estado clínico dos pacientes não apenas por indicar o agente causador de uma patologia ou para propor uma linha de tratamento que lhe seja a mais adequada, mas, o que é o mais importante, por possibilitar uma averiguação imediata dos resultados obtidos em cada caso. Se as energias que não estavam circulando adequadamente pelo organismo passarem a percorrer novamente os órgãos e meridianos, o pulso será capaz de averiguar essas mudanças de acordo com o que se está querendo.

Com isso podemos fazer um prognóstico de cada caso. Um prognóstico é um juízo médico baseado em um diagnóstico acerca da evolução de uma doença. Não se trata de uma adivinhação, mas de um estudo que se faz do estado de cada paciente, que depende do acompanhamento e de um diagnóstico inicial bem realizado. O conhecimento que se deve ter da doença e dos mecanismos capazes de diagnosticá-la tornam-se dessa forma de suma importância para se realizar um bom prognóstico. Há uma frase escrita no *Sun Tzu*, "As Artes da Guerra", que um bom guerreiro sabe onde e quando o inimigo irá atacar com semanas de antecedência. Assim como numa guerra, ao travarmos a batalha contra uma doença devemos sempre estar cientes de todos os passos que nosso inimigo está dando, para que possamos atingi-lo antes que ele volte a atacar.

O *Sun Tzu* é um livro que trata de estratégias usadas em batalha, mas que recomendo aos que estudam a medicina oriental pois ele indica caminhos que podemos seguir durante o tratamento de um paciente. Seus ensinamentos nos permitem avaliar a mesma patologia sobre ângulos diferentes para cada caso, o que nos fornece alternativas em tratamentos que desejamos realizar.

Em alguns tratados de medicina chinesa, podemos encontrar alguns dados relativos às variações dos pulsos por meio dos quais podemos ter um idéia do estado evolutivo das enfermidades e que podem determinar o seu prognóstico:

> *"Se o pulso direito torna-se liso, curto, flexível e profundo ao toque, é sinal de agravamento da enfermidade no interior do corpo.*
> *Se o esquerdo fica amplo, flexível e superficial, é sinal de agravamento no exterior do corpo.*
> *Se o pulso direito torna-se superficial e liso, significa que há agravamento da moléstia.*
> *Se o pulso esquerdo fica profundo e liso, indica que o doente está melhorando.*
> *Se o pulso direito fica liso e profundo, indica um estado de agravamento da doença no interior do corpo.*
> *Se o pulso esquerdo torna-se liso, cheio e superficial, há sinais de agravamento no exterior do corpo.*
> *Se houver afecção dos Zang, os pulsos devem ser profundos e amplos para indicar que a doença é fácil de se curar. Se são superficiais e curtos, o pulso é anormal e a enfermidade é de difícil tratamento.*
> *Ao se tratar de uma enfermidade das vísceras, os pulsos devem ser superficiais e amplos, para indicar uma doença fácil de se curar. Se são profundos e curtos, o pulso será anormal.*
> *Geralmente, se o pulso esquerdo é cheio e forte, há indicação de ataque por energia perversa do frio.*

Se o pulso direito é cheio e forte, significa que a doença deve-se a uma causa interna, independente da energia perversa que a tenha provocado.
De qualquer maneira, se a doença tem características de origem interna, deve-se tratar primeiramente o Yin antes do Yang. Se a origem da enfermidade é externa, trata-se antes o Yang e depois o Yin."

Os comentários descritos levam em consideração apenas as diferenças entre os pulsos direito e esquerdo, talvez por terem sido escritos antes do reconhecimento da avaliação unicamente pelos pulsos radiais, tais como conhecemos atualmente.

Nem todos os indícios averiguados durante a avaliação diagnóstica mudam a tempo de serem consideradas como dados prognósticos. A língua e a face respondem rapidamente a uma alteração positiva da circulação das energias do corpo, contudo nem todas respondem tão rápido quanto as que podem ser percebidas pelos pulsos, que mudam seus padrões quase que instantaneamente.

Para se realizar o mesmo processo de definição do prognóstico através do pulso radial devemos atuar da mesma maneira descrita até agora. Se antes do tratamento fazemos a tomada do pulso e detectamos sinais que revelem um bloqueio na circulação normal da energia, com quadros de excesso ou esgotamento de energia, devemos proceder ao tratamento conforme indicado para cada caso.

Após alguns minutos, ao tomarmos novamente os pulsos e sentirmos que as energias voltam a circular pelos meridianos e órgãos, segundo os trajetos normais indicados pelas leis de Criação e Dominação dos Cinco Elementos, então será indicativo de que o prognóstico da doença é favorável.

As mudanças das pulsações podem não acontecer no órgão ou meridiano que recebeu o tratamento, isto é, se aplicarmos um tratamento de acupuntura colocando uma agulha num ponto do meridiano dos pulmões, necessariamente não encontraremos mudanças de pulsações no ponto de Metal do pulso.

Essa energia pode estar sendo usada por exemplo para alimentar seu Elemento-Filha, Água, que manifestará essa alteração no ponto correspondente a esse elemento.

Se não houver mudanças nas pulsações anteriores e posteriores ao tratamento, então o prognóstico é desfavorável ou o tratamento realizado não foi o mais adequado. Apesar de nosso orgulho, devemos sempre considerar que essa última opção é a verdadeira e que nosso conhecimento e experiência não foram suficientes para o sucesso do tratamento, devendo modificá-lo ou em alguns casos indicar outro colega de nossa confiança que talvez possa ter mais sucesso. Contudo, caso tenhamos fracassado não devemos desanimar. Há um ditado zen-budista que diz:

> *"Um Mestre nunca ensina tudo ao seu discípulo,*
> *pois só deste modo ele poderá se tornar um Mestre."*

Não devemos nos ater ao que nos é ensinado em aula ou por meio dos livros. Muitos que dizem praticar a acupuntura apenas se utilizam daquilo que costumo chamar de "receita de bolo". Isto é, pegam um livro de acupuntura e vão diretamente para os capítulos em que são mostrados os pontos usados para se tratar uma determinada patologia. Muitos chegam ao cúmulo de fazer um apanhado de vários livros e coletar quais pontos cada livro indica para os mesmos sintomas ou doenças e, na hora de fazer um tratamento, simplesmente aplicam agulhas em todos os pontos que reuniram durante suas "pesquisas".

Com tantas agulhas colocadas, é quase impossível não conseguir tratar alguma coisa em seu paciente. Mas isso é fazer acupuntura? O que essas pessoas acabam fazendo é o mesmo que tentar matar um passarinho com uma daquelas espingardas que disparam várias balas de chumbinho para todos os lados. Pelo menos uma das balas atinge o passarinho. Mas como são várias balas, ele pode ser estraçalhado por elas.

Ao tratar de seres humanos temos que levar em conta que pessoas têm como característica maior o fato de se apresentarem em constante mudança. Por mais que um prognóstico nos pareça limitado, jamais podemos saber com certeza o que irá acontecer com o paciente que está sujeito às mais variadas influências internas ou externas. Vivemos entre outras pessoas, trabalhamos, comemos muitas vezes de modo errado, respiramos um ar poluído, enfrentando o barulho dos carros em ruas de trânsito engarrafado. Muitos se rendem a vícios sem sentido, não apenas às drogas, mas ao cigarro, álcool e à gula excessiva. Não podemos controlar as ações e vidas de cada paciente. Depende de cada um buscar uma harmonia interior que possa ser refletida em sua vida cotidiana. Aos acupunturistas deve ser creditada apenas a possibilidade de corrigir pequenas variações que surjam durante a viagem da vida de cada pessoa.

Cinco proibições à prática da acupuntura pelos pulsos

Segundo um antigo tratado de medicina chinesa, o *Ling Shu,* existiriam cinco contra-indicações quanto à aplicação da acupuntura:

1. Quando o pulso está calmo e o doente apresenta a temperatura corporal elevada.
2. Quando o pulso está cheio e turbulento e o doente transpira em abundância.
3. Se o pulso for amplo e forte e o paciente apresentar diarréia.
4. Enfermo com febre alta e pulso indicando diminuição ou vazio do Ki do estômago.
5. Pulso forte e resistente, apesar de o paciente apresentar febre e calafrios intercalados.

Essas observações são de grande valia ao se acompanhar o tratamento de um paciente, pois permitem que o terapeuta saiba quais os resultados que pode vir a esperar durante o tratamento que está realizando. Contudo, costumo dizer que mais do que uma contra-indicação, o que se deve ter em casos como esses seria um maior cuidado e atenção durante o tratamento do paciente. Não existiriam contra-indicações absolutas na medicina chinesa, mas sim cuidados absolutos.

Um tratamento nesse caso não se baseia apenas em um diagnóstico que um médico faz de um paciente, mas torna-se um mecanismo capaz de avaliar imediatamente o estado bioenergético de cada paciente, permitindo saber se o tratamento que está sendo posto em prática é o mais acertado ou se serão necessárias modificações quanto ao tratamento proposto. Lembrando que na medicina oriental o paciente é que está sendo tratado, procura-se assegurar seu estado de equilíbrio dinâmico.

Epílogo

Como teriam se desenvolvido as artes da cura? O instinto de sobrevivência é forte em todos os seres vivos, mas o interesse de cuidar de seus semelhantes não é privilégio de todos os animais e só entre os seres humanos é que se pode encontrar um grau de refinamento nos cuidados da saúde dos semelhantes. Os cuidados com a saúde fazem parte de todo um quadro cultural e social da história humana. Provavelmente as práticas terapêuticas usadas nos cuidados com a saúde se devem a uma observação atenta da natureza que nos cerca.

O uso de plantas medicinais não é obra do acaso. Com certeza as primeiras ervas medicinais foram usadas após observarmos que os animais domésticos as ingeriam quando doentes. Aqueles que têm cães ou gatos em casa já devem ter notado que esses animais, quando doentes comem plantas de vasos ou do jardim. A erva *centelha asiática* possui um importante efeito antiinflamatório, sendo também chamada de "erva-tigre", pois teria tido seus efeitos medicinais descobertos porque os caçadores, ao seguirem um tigre após terem-no ferido, notaram que o animal ferido costumava comer a *centelha* para aliviar sua dor e os sintomas causados pelo ferimento.

Esse comportamento instintivo dos animais despertou o interesse de homens e mulheres que passaram a se perguntar se a mesma planta não teria efeito também sobre as pessoas quando essas apresentassem sintomas semelhantes aos apresentados pelos animais. Da mesma forma, ao observarem as plantas que os animais evitavam ingerir, eles ficaram prevenidos quanto ao fato de elas conterem algum elemento nocivo ou tóxico.

O distanciamento da natureza fez com que se perdesse muito da comunhão com o espírito universal que governa e auxilia seus filhos e todas as criaturas. Mesmo o ato de acariciar um filho adoentado não é apenas um gesto de carinho. Nas mãos de uma mãe carinhosa uma criança recupera mais rapidamente a saúde. Do mesmo modo as massagens seriam uma evolução de um gesto de carinho, visando agora a uma ação terapêutica.

A acupuntura teria surgido provavelmente por um ato intempestivo de alguém que, não suportando o sofrimento causado por fortes dores, teria usado uma pedra lascada em ponta ou mesmo um graveto para cutucar e expulsar os "demônios" alojados em uma determinada parte de seu corpo. Esses "demônios" seriam o que hoje chamamos de agentes perversos causadores das doenças. Ainda na medicina tibetana existem rituais de exorcismo usados no tratamento de seus doentes. Nas práticas xamânicas, encontradas nas mais diferentes regiões do planeta, podemos encontrar o mesmo modo de se praticar a cura de muitas doenças. E o que não seriam as trepanações, as mais antigas práticas cirúrgicas conhecidas, em que se fazem aberturas na caixa craniana para permitir a saída de "demônios" alojados no interior da cabeça do doente?

Uma lenda narra uma outra possível origem da acupuntura, que teria sido descoberta ao acaso, quando um guerreiro, ao ser ferido por uma flecha, teria se curado de um mal que há muito o afligia. Um médico que o tratava observou depois que outros que apresentavam ferimentos nos mesmos pontos e com sintomas antigos semelhantes também encontravam alívio. Depois, aplicando a ponta das flechas em pacientes com os mesmos sintomas, teria descoberto que podia tratar seus males. O mais provável entretanto é que um guerreiro, ao sofrer de dores em uma parte do corpo, teria em desespero usado uma flecha para remover o que causava sua dor com os resultados que hoje são a base da acupuntura.

Assim como nunca iremos saber quem inventou a roda, também ficaremos sem saber como a acupuntura foi descoberta. Entretanto, da mesma forma usamos a roda das mais variadas formas, talvez agora, com a maior aceitação e divulgação da acupuntura e das medicinas alternativas em geral, também essas artes da cura possam vir a ser mais usadas nos cuidados que devemos ter para com a saúde de nossos semelhantes.

Mas também temos nos deparado com fatos que nem as lendas ou a ciência conseguiram compreender. Fatos que relacionam diretamente a saúde do ser humano a uma energia vital que anima e influencia nosso estado de saúde. Essa energia estaria presente em todos os seres vivos e mesmo nos objetos inanimados que nos cercam, podendo causar alterações profundas sobre nosso comportamento.

O principal inimigo da vida não é a morte. É a estupidez e a ignorância. É fácil nos desorientarmos com a imensa capacidade que temos de estudar a vida e os meios para mantê-la intacta. Mas esta é a conseqüência que a vida cumpre por descer até o nível da matéria. Sofremos todos de uma espécie de amnésia parcial. Parece que conseguimos visualizar o processo da vida apenas até um certo ponto, a partir do qual nos desorientamos e vagamos sem rumo.

Mas o Universo é pleno de energias, muitas das quais ainda desconhecidas pela nossa ciência. Se nesse caldo primordial de energias cósmicas a vida conseguiu alcançar o grau de consciência que conhecemos aqui na Terra, seria absurdo supor que não conseguiu a mesma coisa com formas de energia mais maleáveis. O Tao sugere essa possibilidade ao definir a energia vital não como uma energia astral incansável, mas ao alcance de todos aqueles que desejarem possuí-la e se deixarem possuir.

Talvez seja isso o que nos impede de aceitar e nos aventurarmos ainda mais neste campo que representa a manipulação da energia vital. Aceitar uma ciência sobre cuja utilização não possuímos um controle total, mas que depende de nossa aceitação e permissão para atuar através de nós, pode parecer uma agressão quando temos uma formação cultural dominadora, que promove a imagem do ganhador em detrimento da do perdedor.

No antigo Ceilão, uma de suas formas de luta marcial com espadas mais antigas tem um final interessante. Nos campeonatos destas lutas, é o ganhador quem se prostra diante do perdedor para se desculpar pela vitória alcançada. São conhecidas as histórias japonesas em que o samurai derrotado pratica um ato final de honra e coragem, o Seppuku ou Harakiri. Nessas histórias, é o guerreiro derrotado que é tratado como o verdadeiro herói, ficando o ganhador relegado a um escalão secundário. Povos que adotaram uma consciência tão abrangente da vida, capazes de relacionar a energia da vida com a natureza, sabiam que a força vital não se limitava aos limites do corpo físico, sendo infinitas e completas. Por isso, apesar do contracenso de aceitarem a derrota ou abraçarem a morte pela honra, sabiam que essa relação era mais forte do que aquilo que suas mentes podiam abranger e que estavam intimamente relacionados a ela.

A vida entretanto deve ser preservada do modo mais equilibrado possível. Esse era o propósito dos que dedicaram suas vidas a pesquisar as formas de se travar a batalha contra as doenças. Os orientais sempre tiveram como um fator primordial na existência a manutenção da vida não apenas em quantidade, mas também em qualidade. Viver a vida é importante. A flor de cerejeira, chamada em japonês de "Sakura", é um símbolo dessa disposição. As cerejeiras florescem apenas uma vez ao ano, e suas flores duram somente alguns dias. Mas esse período é suficiente para embelezar as ruas e parques que ornamentam. A vida também é curta, depende de nós que ela seja duradoura e repleta de brilho, como as flores da cerejeira, que mesmo sabendo que irão florescer novamente no ano seguinte não deixam de iluminar nossos corações a cada ano.

Bibliografia

Auterouche, B., *O Diagnóstico na Medicina Chinesa*. São Paulo, Andrei Editora, 1992.

Campbell, J., *O Herói de Mil Faces*. São Paulo, Círculo do Livro, 1949.

Capra, Frijof, *O Tao da Física*, O. São Paulo, Cultrix, 1983.

Chopra, D., *Saúde Perfeita*. São Paulo, Bestseller.

Cleary, T., Sun Tzu - *A Arte da Guerra*. São Paulo, Pensamento, 1988.

Clifford, T., *A Arte de Curar no Budismo Tibetano*. São Paulo, Pensamento, 1981.

Diversos, *Chinese Acupuncture and Moxibustion*. Printing House of the Chinese Academy of Sciences, 1987.

Gardner, *Anatomia*. Rio de Janeiro, Guanabara-Koogan, 1975.

Guyton, *Tratado de Fisiologia Médica*. Interamericana, 1984.

Herrigel, E., *A Arte Cavalheiresca do Arqueiro Zen*. São Paulo, Pensamento, 1975.

Hoang Tchi, *Nei Ching - o Livro de Ouro da Medicina Chinesa*. Objetiva, Rio de Janeiro, 1984.

________, *Ling Shu*. Printing House of the Chinese Academy of Sciences.

Krause, D. G., *Sun Tzu - A Arte da Guerra para os Executivos*. São Paulo, Makron, 1996.

Lao Tsé, *Tao Te Ching*. Vintage Books.

Lee, E. W., *Manual de Acupuntura Médica*, Centro de Estudos de Medicina Oriental, 1987.

_______, *Acupuntura Constitucional Universal*. São Paulo, Typus, 1994.

Ohashi, W. & Masunaga, S., *Zen-Shiatsu*. São Paulo, Pensamento, 1977.

Souzenelle, A., *O Simbolismo do Corpo Humano*. São Paulo, Cultrix, 1984.

Sussmann, David J., *Acupuntura - Teoria y Practica*. Buenos Aires, Kier, 1987.

Wen, Tom S. , *Acupuntura Clássica Chinesa*. São Paulo, Cultrix, 1985.

Wilhelm, Richard , *I Ching - o Livro da Mutações*. São Paulo, Pensamento, 1956.

Winter, A./R., *Como Desenvolver o Poder da Mente*. São Paulo, Cultrix, 1986.

LEIA DA EDITORA GROUND

O TOQUE DA CURA

Energizando o corpo, a mente e o espírito com a arte do Jin Shin Jyutsu

Alice Burmeister e Tom Monte

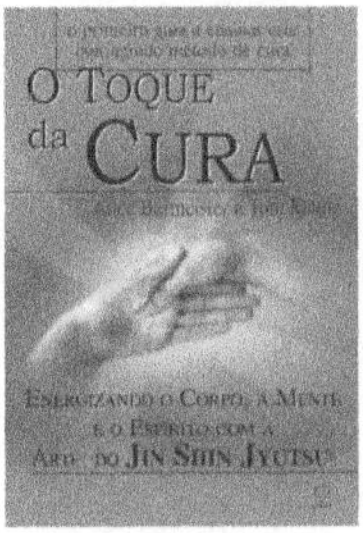

Jin Shin Jyutsu é uma antiga prática japonesa que equilibra a energia do corpo usando os dedos e as mãos para eliminar o estresse, criar o equilíbrio emocional, aliviar a dor e abrandar doenças agudas ou crônicas. Este guia contém instruções detalhadas para a prática do Jin Shin Jyutsu.

REFLEXOLOGIA PODAL

Primeiros socorros e técnicas de relaxamento

Osni Tadeu Lourenço

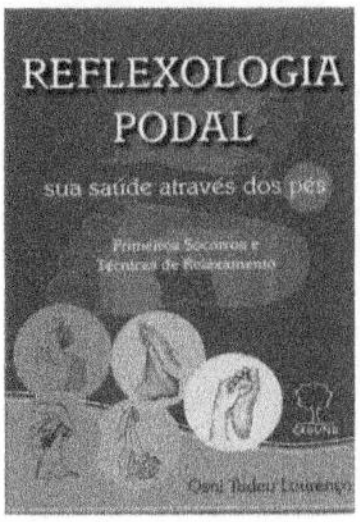

Nos pés há uma representação fiel de todo organismo, havendo no mínimo um plexo nervoso relacionado a cada órgão ou víscera. Estimulados corretamente, os plexos nervosos enviam e recebem informações dos órgãos, restabelecendo o seu funcionamento ideal e a saúde global do organismo.

QI GONG PARA A MULHER

Exercícios de baixo impacto para aumentar a energia e fortalecer o corpo

Dominique Ferraro

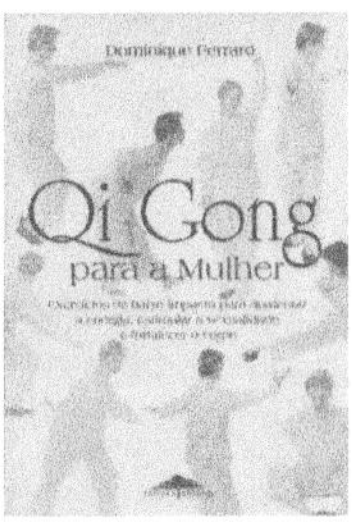

Desenvolvido durante mais de dois mil anos por monges, médicos, taoístas e budistas, o Qi Gong é um exercício terapêutico suave, tanto curativo como preventivo, baseado no antigo sistema dos meridianos de acupuntura. A sua prática evita ou dissolve bloqueios de energia, estimula a circulação e fortalece significativamente as defesas imunológicas.